U0334920

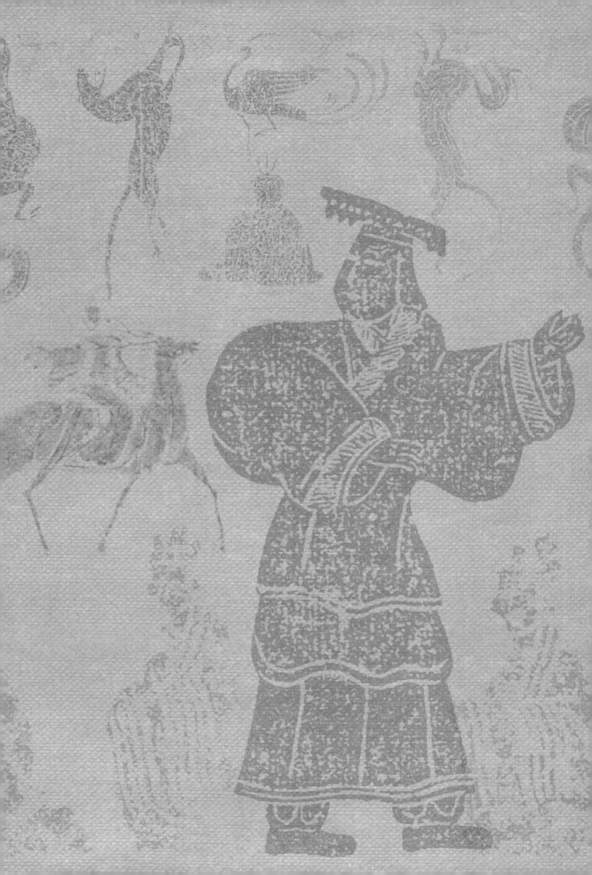

中国古医籍整理丛书

药性分类主治

清·屠道和　著

程　茜　校注

中国中医药出版社

·北　京·

图书在版编目（CIP）数据

药性分类主治/（清）屠道和著；程茜校注．—北京：
中国中医药出版社，2015.12（2023.11 重印）
（中国古医籍整理丛书）
ISBN 978 - 7 - 5132 - 2937 - 1

Ⅰ.①药…　Ⅱ.①屠…　②程…　Ⅲ.①中药性味
Ⅳ.①R285.1

中国版本图书馆 CIP 数据核字（2015）第 272911 号

中国中医药出版社出版

北京经济技术开发区科创十三街 31 号院二区 8 号楼
邮政编码　100176
传真　010 - 64405721
廊坊市祥丰印刷有限公司印刷
各地新华书店经销

开本 710×1000　1/16　印张 6.75　字数 34 千字
2015 年 12 月第 1 版　2023 年 11 月第 3 次印刷
书号　ISBN 978 - 7 - 5132 - 2937 - 1

定价　32.00 元
网址　www.cptcm.com

服 务 热 线　010 - 64405510
购 书 热 线　010 - 89535836
维 权 打 假　010 - 64405753

微信服务号　zgzyycbs
微商城网址　https://kdt.im/LIdUGr
官 方 微 博　http://e.weibo.com/cptcm
天猫旗舰店网址　https://zgzyycbs.tmall.com

如有印装质量问题请与本社出版部联系（010 - 64405510）

国家中医药管理局
中医药古籍保护与利用能力建设项目
组织工作委员会

主　任　委　员　王国强
副　主　任　委　员　王志勇　李大宁
执 行 主 任 委 员　曹洪欣　苏钢强　王国辰　欧阳兵
执行副主任委员　李　昱　武　东　李秀明　张成博
委　　　员

各省市项目组分管领导和主要专家

　　（山东省）武继彪　欧阳兵　张成博　贾青顺
　　（江苏省）吴勉华　周仲瑛　段金廒　胡　烈
　　（上海市）张怀琼　季　光　严世芸　段逸山
　　（福建省）阮诗玮　陈立典　李灿东　纪立金
　　（浙江省）徐伟伟　范永升　柴可群　盛增秀
　　（陕西省）黄立勋　呼　燕　魏少阳　苏荣彪
　　（河南省）夏祖昌　刘文第　韩新峰　许敬生
　　（辽宁省）杨关林　康廷国　石　岩　李德新
　　（四川省）杨殿兴　梁繁荣　余曙光　张　毅

各项目组负责人

　　王振国（山东省）　王旭东（江苏省）　张如青（上海市）
　　李灿东（福建省）　陈勇毅（浙江省）　焦振廉（陕西省）
　　蔡永敏（河南省）　鞠宝兆（辽宁省）　和中浚（四川省）

项目专家组

顾　问　马继兴　张灿玾　李经纬

组　长　余瀛鳌

成　员　李致忠　钱超尘　段逸山　严世芸　鲁兆麟
　　　　郑金生　林端宜　欧阳兵　高文柱　柳长华
　　　　王振国　王旭东　崔　蒙　严季澜　黄龙祥
　　　　陈勇毅　张志清

项目办公室（组织工作委员会办公室）

主　任　王振国　王思成

副主任　王振宇　刘群峰　陈榕虎　杨振宁　朱毓梅
　　　　刘更生　华中健

成　员　陈丽娜　邱　岳　王　庆　王　鹏　王春燕
　　　　郭瑞华　宋咏梅　周　扬　范　磊　张永泰
　　　　罗海鹰　王　爽　王　捷　贺晓路　熊智波

秘　书　张丰聪

前 言

中医药古籍是传承中华优秀文化的重要载体，也是中医学传承数千年的知识宝库，凝聚着中华民族特有的精神价值、思维方法、生命理论和医疗经验，不仅对于传承中医学术具有重要的历史价值，更是现代中医药科技创新和学术进步的源头和根基。保护和利用好中医药古籍，是弘扬中国优秀传统文化、传承中医学术的必由之路，事关中医药事业发展全局。

1949 年以来，在政府的大力支持和推动下，开展了系统的中医药古籍整理研究。1958 年，国务院科学规划委员会古籍整理出版规划小组在北京成立，负责指导全国的古籍整理出版工作。1982 年，国务院古籍整理出版规划小组召开全国古籍整理出版规划会议，制定了《古籍整理出版规划（1982—1990）》，卫生部先后下达了两批 200 余种中医古籍整理任务，掀起了中医古籍整理研究的新高潮，对中医文化与学术的弘扬、传承和发展，发挥了极其重要的作用，产生了不可估量的深远影响。

2007 年《国务院办公厅关于进一步加强古籍保护工作的意见》明确提出进一步加强古籍整理、出版和研究利用，以及

"保护为主、抢救第一、合理利用、加强管理"的方针。2009年《国务院关于扶持和促进中医药事业发展的若干意见》指出，要"开展中医药古籍普查登记，建立综合信息数据库和珍贵古籍名录，加强整理、出版、研究和利用"。《中医药创新发展规划纲要（2006—2020）》强调继承与创新并重，推动中医药传承与创新发展。

2003~2010年，国家财政多次立项支持中国中医科学院开展针对性中医药古籍抢救保护工作，在中国中医科学院图书馆设立全国唯一的行业古籍保护中心，影印抢救濒危珍本、孤本中医古籍1640余种；整理发布《中国中医古籍总目》；遴选351种孤本收入《中医古籍孤本大全》影印出版；开展了海外中医古籍目录调研和孤本回归工作，收集了11个国家和2个地区137个图书馆的240余种书目，基本摸清流失海外的中医古籍现状，确定国内失传的中医药古籍共有220种，复制出版海外所藏中医药古籍133种。2010年，国家财政部、国家中医药管理局设立"中医药古籍保护与利用能力建设项目"，资助整理400余种中医药古籍，并着眼于加强中医药古籍保护和研究机构建设，培养中医古籍整理研究的后备人才，全面提高中医药古籍保护与利用能力。

在此，国家中医药管理局成立了中医药古籍保护和利用专家组和项目办公室，专家组负责项目指导、咨询、质量把关，项目办公室负责实施过程的统筹协调。专家组成员对古籍整理研究具有丰富的经验，有的专家从事古籍整理研究长达70余年，深知中医药古籍整理研究的重要性、艰巨性与复杂性，履行职责认真务实。专家组从书目确定、版本选择、点校、注释等各方面，为项目实施提供了强有力的专业指导。老一辈专家的学术水平和智慧，是项目成功的重要保证。项目承担单位山东中医药大学、南京中医药大学、上海中医药大学、福建中医药大学、浙江省中医药研究院、陕西省中医药研究院、河南省中医药研究院、辽宁中医药大学、成都中医药大学及所在省市中医药管理部门精心组织，充分发挥区域间互补协作的优势，并得到承担项目出版工作的中国中医药出版社大力配合，全面推进中医药古籍保护与利用网络体系的构建和人才队伍建设，使一批有志于中医学术传承与古籍整理工作的人才凝聚在一起，研究队伍日益壮大，研究水平不断提高。

前言
三

本着"抢救、保护、发掘、利用"的理念，该项目重点选择近60年未曾出版的重要古医籍，综合考虑所选古籍的保护价值、学术价值和实用价值。400余种中医药古籍涵盖了医经、基础理论、诊法、伤寒金匮、温病、本草、方书、内科、外科、女科、儿科、伤科、眼科、咽喉口齿、针灸推拿、养生、医案医话医论、医史、临证综合等门类，跨越唐、宋、金元、明以迄清末。全部古籍均按照项目办公室组织完成的行业标准《中医古籍整理规范》及《中医药古籍整理细则》进行整理校注，绝大多数中医药古籍是第一次校注出版，一批孤本、稿本、抄本更是首次整理面世。对一些重要学术问题的研究成果，则集中收录于各书的"校注说明"或"校注后记"中。

"既出书又出人"是本项目追求的目标。近年来，中医药古籍整理工作形势严峻，老一辈逐渐退出，新一代普遍存在整理研究古籍的经验不足、专业思想不坚定等问题，使中医古籍整理面临人才流失严重、青黄不接的局面。通过本项目实施，搭建平台，完善机制，培养队伍，提升能力，经过近5年的建设，锻炼了一批优秀人才，老中青三代齐聚一堂，有效地稳定了研究队伍，为中医药古籍整理工作的开展和中医文化与学术的传承提供必备的知识和人才储备。

本项目的实施与《中国古医籍整理丛书》的出版，对于加强中医药古籍文献研究队伍建设、建立古籍研究平台，提高古籍整理水平均具有积极的推动作用，对弘扬我国优秀传统文化，推进中医药继承创新，进一步发挥中医药服务民众的养生保健与防病治病作用将产生深远影响。

第九届、第十届全国人大常委会副委员长许嘉璐先生，国家卫生计生委副主任、国家中医药管理局局长、中华中医药学会会长王国强先生，我国著名医史文献专家、中国中医科学院马继兴先生在百忙之中为丛书作序，我们深表敬意和感谢。

由于参与校注整理工作的人员较多，水平不一，诸多方面尚未臻完善，希望专家、读者不吝赐教。

国家中医药管理局中医药古籍保护与利用能力建设项目办公室
二〇一四年十二月

许 序

"中医"之名立，迄今不逾百年，所以冠以"中"字者，以别于"洋"与"西"也。慎思之，明辨之，斯名之出，无奈耳，或亦时人不甘泯没而特标其犹在之举也。

前此，祖传医术（今世方称为"学"）绵延数千载，救民无数；华夏屡遭时疫，皆仰之以度困厄。中华民族之未如印第安遭染殖民者所携疾病而族灭者，中医之功也。

医兴则国兴，国强则医强。百年运衰，岂但国土肢解，五千年文明亦不得全，非遭泯灭，即蒙冤扭曲。西方医学以其捷便速效，始则为传教之利器，继则以"科学"之冕畅行于中华。中医虽为内外所夹击，斥之为蒙昧，为伪医，然四亿同胞衣食不保，得获西医之益者甚寡，中医犹为人民之所赖。虽然，中国医学日益陵替，乃不可免，势使之然也。呜呼！覆巢之下安有完卵？

嗣后，国家新生，中医旋即得以重振，与西医并举，探寻结合之路。今也，中华诸多文化，自民俗、礼仪、工艺、戏曲、历史、文学，以至伦理、信仰，皆渐复起，中国医学之兴乃属必然。

迄今中医犹为国家医疗系统之辅，城市尤甚。何哉？盖一则西医赖声、光、电技术而于20世纪发展极速，中医则难见其进。二则国人惊羡西医之"立竿见影"，遂以为其事事胜于中医。然西医已自觉将入绝境：其若干医法正负效应相若，甚或负远逾于正；研究医理者，渐知人乃一整体，心、身非如中世纪所认定为二对立物，且人体亦非宇宙之中心，仅为其一小单位，与宇宙万象万物息息相关。认识至此，其已向中国医学之理念"靠拢"矣，虽彼未必知中国医学何如也。唯其不知中国医理何如，纯由其实践而有所悟，益以证中国之认识人体不为伪，亦不为玄虚。然国人知此趋向者，几人？

国医欲再现宋明清高峰，成国中主流医学，则一须继承，一须创新。继承则必深研原典，激清汰浊，复吸纳西医及我藏、蒙、维、回、苗、彝诸民族医术之精华；创新之道，在于今之科技，既用其器，亦参照其道，反思己之医理，审问之，笃行之，深化之，普及之，于普及中认知人体及环境古今之异，以建成当代国医理论。欲达于斯境，或需百年欤？予恐西医既已醒悟，若加力吸收中医精粹，促中医西医深度结合，形成21世纪之新医学，届时"制高点"将在何方？国人于此转折之机，能不忧虑而奋力乎？

予所谓深研之原典，非指一二习见之书、千古权威之作；就医界整体言之，所传所承自应为医籍之全部。盖后世名医所著，乃其秉诸前人所述，总结终生行医用药经验所得，自当已成今世、后世之要籍。

盛世修典，信然。盖典籍得修，方可言传言承。虽前此50余载已启医籍整理、出版之役，惜旋即中辍。阅20载再兴整理、出版之潮，世所罕见之要籍千余部陆续问世，洋洋大观。

今复有"中医药古籍保护与利用能力建设"之工程，集九省市专家，历经五载，董理出版自唐迄清医籍，都400余种，凡中医之基础医理、伤寒、温病及各科诊治、医案医话、推拿本草，俱涵盖之。

噫！璐既知此，能不胜其悦乎？汇集刻印医籍，自古有之，然孰与今世之盛且精也！自今而后，中国医家及患者，得览斯典，当于前人益敬而畏之矣。中华民族之屡经灾难而益蕃，乃至未来之永续，端赖之也，自今以往岂可不后出转精乎？典籍既蜂出矣，余则有望于来者。

谨序。

第九届、十届全国人大常委会副委员长

许嘉璐

二〇一四年冬

王 序

　　中医学是中华民族在长期生产生活实践中，在与疾病作斗争中逐步形成并不断丰富发展的医学科学，是中国古代科学的瑰宝，为中华民族的繁衍昌盛作出了巨大贡献，对世界文明进步产生了积极影响。时至今日，中医学作为我国医学的特色和重要医药卫生资源，与西医学相互补充、相互促进、协调发展，共同担负着维护和促进人民健康的任务，已成为我国医药卫生事业的重要特征和显著优势。

　　中医药古籍在存世的中华古籍中占有相当重要的比重，不仅是中医学术传承数千年最为重要的知识载体，也是中医为中华民族繁衍昌盛发挥重要作用的历史见证。中医药典籍不仅承载着中医的学术经验，而且蕴含着中华民族优秀的思想文化，凝聚着中华民族的聪明智慧，是祖先留给我们的宝贵物质财富和精神财富。加强对中医药古籍的保护与利用，既是中医学发展的需要，也是传承中华文化的迫切要求，更是历史赋予我们的责任。

　　2010 年，国家中医药管理局启动了中医药古籍保护与利用能力建设项目。这既是传承中医药的重要工程，也是弘扬优秀民族文化的重要举措，不仅能够全面推进中医药的有效继承和创新发展，为维护人民健康做出贡献，也能够彰显中华民族的璀璨文化，为实现中华民族伟大复兴的中国梦作出贡献。

相信这项工作一定能造福当今，嘉惠后世，福泽绵长。

国家卫生和计划生育委员会副主任
国家中医药管理局局长
中华中医药学会会长

王国强

二〇一四年十二月

马 序

新中国成立以来，党和国家高度重视中医药事业发展，重视古籍的保护、整理和研究工作。自 1958 年始，国务院先后成立了三届古籍整理出版规划小组，分别由齐燕铭、李一氓、匡亚明担任组长，主持制订了《整理和出版古籍十年规划（1962—1972）》《古籍整理出版规划（1982—1990）》《中国古籍整理出版十年规划和"八五"计划（1991—2000）》等，而第三次规划中医药古籍整理即纳入其中。1982 年 9 月，卫生部下发《1982—1990 年中医古籍整理出版规划》，1983 年 1 月，中医古籍整理出版办公室正式成立，保证了中医古籍整理出版规划的实施。2002 年 2 月，《国家古籍整理出版"十五"（2001—2005）重点规划》经新闻出版署和全国古籍整理出版规划领导小组批准，颁布实施。其后，又陆续制定了国家古籍整理出版"十一五"和"十二五"重点规划。国家财政多次立项支持中国中医科学院开展针对性中医药古籍抢救保护工作，文化部在中国中医科学院图书馆专门设立全国唯一的行业古籍保护中心，国家先后投入中医药古籍保护专项经费超过 3000 万元，影印抢救濒危珍、善、孤本中医古籍 1640 余种，开展了海外中医古籍目录调研和孤本回归工作。2010 年，国家财政部、国家中医药管理局安排国家公共卫生专项资金，设立了"中医药古籍保护与利用能力建设项目"，这是继 1982～1986 年第一批、第二批重要中医药古籍整理之后的又一次大规模古籍整理工程，重点整理新中国成立后未曾出版的重要古籍，目标是形成并普及规范的通行本、传世本。

为保证项目的顺利实施，项目组特别成立了专家组，承担咨询和技术指导，以及古籍出版之前的审定工作。专家组中的许多成员虽逾古稀之年，但老骥伏枥，孜孜不倦，不仅对项目进行宏观指导和质量把关，更重要的是通过古籍整理，以老带新，言传身教，培养一批中医药古籍整理研究的后备人才，促进了中医药古籍保护和研究机构建设，全面提升了我国中医药古籍保护与利用能力。

作为项目组顾问之一，我深感中医药古籍保护、抢救与整理工作的重要性和紧迫性，也深知传承中医药古籍整理经验任重而道远。令人欣慰的是，在项目实施过程中，我看到了老中青三代的紧密衔接，看到了大家的坚持和努力，看到了年轻一代的成长。相信中医药古籍整理工作的将来会越来越好，中医药学的发展会越来越好。

欣喜之余，以是为序。

中国中医科学院研究员

马继兴

二〇一四年十二月

校注说明

《药性分类主治》是一部晚清时期的本草学著作，为屠道和所著。全书分为"药性主治""分类主治"两篇。

根据版本源流考证，本次选定现存唯一刻本清同治二年癸亥（1863）育德堂刻《药性分类主治》为底本，以屠道和《本草汇纂》光绪二十九年癸卯（1903）思贤书局重校刊本、黄宫绣《本草求真》清乾隆三十八年癸巳（1778）绿圃斋刻本、黄宫绣《本草求真》民国三年（1912）江东书局印本为他校本。

本次整理，具体方法如下：

1. 底本在"药性主治""分类主治"两篇前有分篇目录，今将原目录删除，并将位置提至正文之前。"分类主治"中"渗湿""温血"两节正文阙，为保持本书原貌，未据校本补入，但在该节中补入说明。

2. 原书为繁体竖排，现改为简体横排，并进行标点。

3. 底本中的异体字、古字、俗写字，径改不出校。通假字保留，并于首见处出校说明。

4. 底本中字形属明显误写，径改，不出校，如"茯龙肝"改为"伏龙肝"，"金针"改为"金汁"，"胸腹疫胀"改为"胸腹痞胀"，"憨地黄"改为"熟地黄"。

5. 读音相近或相同，字形相似的中药名，如底本中前后出现不统一者，以现代规范药名律齐，不出校，如"石南叶"统一为"石楠叶"，"蒿本"统一为"藁本"。

目　录

下篇　分类主治

上篇 药性主治

头 眩

半夏　钩藤

头 痛

苍耳子　荷叶　乌药　胡荽　茵陈　前胡　石膏　薰草　半夏　吴茱萸　泽泻　白鲜皮　竹叶　朴硝　黄芩　知母　车前子　大戟　青黛　玄参　丹皮　桑白皮　山栀子　童便　茶茗　沙参　麦冬　丹参　益母草　景天　绿豆　升麻　葛根　甜瓜蒂　荜茇　地骨皮　肉桂　川牛膝　枸杞　火麻仁　生姜　葱叶　羌活　川芎　天麻　白蒺藜　决明子　辛夷　苍术　厚朴　蔓荆子

目 眩

木通　贝母　钩藤　鸡苏

目赤肿痛

葳蕤　肉桂　铅丹　五倍子　桔梗　白蒺藜　决明子　蔓荆子　柴胡　胆矾　白豆蔻　白芥子　车前子　田螺　白矾　野菊花　浮萍　甘菊　白及　蕤核　蚕沙　秦皮

蒙花①　空青　青盐　熊胆　食盐　朴硝　黄芩　龙胆草
黄柏　山栀子　犀角　泽兰　赤芍　三七　丹参　没药
郁李仁　景天　漏芦　豆腐　胡瓜　茭白　夏枯草　干姜

障　翳

　　熊胆　谷精草　胡荽　车前子　琥珀　石燕　瞿麦
紫贝　贝母　海石②　空青③　秦皮　蒙花　梨　铜青　石
决明　珍珠　羚羊角　兔屎　海螵蛸　青鱼胆　夜明砂
古文钱　花蕊石　五灵脂　谷虫④　蕤核　甘菊　炉甘石

目弦⑤烂

　　蕤核　炉甘石　蚕沙

鼻衄不止

　　通草　蕤核　大蒜　滑石　刺猬皮　芦根　阿胶　干
地黄　薄荷　艾叶　黄连　丹皮　黄柏　山栀子　犀角
人中白　白茅根　泽兰　大小蓟　韭菜　墨　海螵蛸　生
地黄　侧柏叶　地榆　代赭石　血余　三七　郁金　蒲黄

---

　　①　蒙花：即密蒙花。
　　②　海石：即海浮石。
　　③　空青：为碳酸盐类矿物蓝铜矿的矿石，成球形或中空者。甘酸，寒。
有小毒。明目，去翳，利窍。
　　④　谷虫：即五谷虫。
　　⑤　目弦：即睑缘。

白芷　天名精　枫香　白头翁　蜗牛　粟米　栗子　干姜
紫贝　茜草

鼻 痈

薰草　木通　白矾　肉桂　细辛　芹菜　壶卢①

鼻瘜肉

铜青　白矾　蚯蚓　薰草

面生黑

甘松　檀香　葳蕤　菟丝子　麝香　木鳖子　胡巴②
卷柏　山慈菇　冬瓜　马　熊　浮萍　白及　白果　珍珠

头面口疮

米醋　百草霜　海螵蛸　紫参　皂矾　吴茱萸　西瓜
铜青　孩儿茶　黄连　黄柏　夏枯草　血余　槟榔　松脂
浮萍　榆白皮　胡麻　白蒺藜

耳 聋

补骨脂　诃子　磁石　细辛　全蝎　柴胡　通草　松
脂　木通　刺猬皮　连翘　空青　珍珠　海螵蛸　乳香

---

① 壶卢：即葫芦。
② 胡巴：即胡芦巴。

螃蟹　蚯蚓　蜗牛　巴豆　鹅　雁

聤耳出脓

蚯蚓　鹅　斑鸠　熊胆

口　渴

牛肉　陈仓米　扁豆　燕窝　石钟乳　蛤蚧　枸杞
乌梅　火麻仁　人乳　百药煎　牡蛎　蛤蜊粉　五味子
党参　茯神　栝蒌仁　天花粉　石膏　寒水石　孩儿茶
紫砂糖　金银花　荠苨　马　胡瓜　杨梅　浮萍　蚕沙
白石英　通草　茶茗　人中白　天冬　黄柏　淡竹叶　紫
菀　芦根　滑石　人参　蕤仁　菟丝子　五味子　木瓜
茯苓　赤小豆　竹沥　饴糖　珍珠　玄参　桑白皮　地骨
皮　枇杷叶　薏苡仁　粳米　韭菜　山栀子　知母　梨
柿蒂　石燕　泽泻　密陀僧　葛根　越瓜①　芹菜　江珧
柱②　稷米　粟米　绿豆　天名精　莲藕　益母草　紫参
辰砂　生地黄　菠菜　竹笋　冬瓜　芋　雉　驴　鲤鱼
鳅鱼　小麦　五灵脂　黑豆　豌豆　豆腐

生津液

人参　白术　大枣　牛肉　燕窝　榆白皮　猪肉　五
倍子　百药煎　五味子　乌梅　葛根　柿蒂　孩儿茶

---

① 越瓜：生瓜。白瓜的别名。
② 江珧柱：亦作"江瑶柱"。江珧的肉柱。即扇贝、干贝。

滑石

口喎斜僻

茯神　防己　蓖麻子　蜗牛　巴豆　鹿

口　臭

薰草　香薷　排香草　良姜　藿香　鸡苏

口　噤

竹沥　山栀子　沉香　天南星　皂角　蜈蚣　秦艽
乳香　红花　苏木　赤小豆

乌须发

旱莲草　桑白皮　女贞子　川牛膝　胡麻　黑铅　猪胆
何首乌　胡桃肉　没石子　五倍子　百药煎　密陀僧　熟地
黄　青盐　蒲公英　槐角　水蛭　石榴皮　菱角　鳝鱼

牙龈骨痛

石灰　山豆根

牙肿痛

僵蚕　山奈　丁香　蝼蛄　石膏　青盐　瓦楞子　食
盐　寒水石　谷精草　骨碎补　辰砂　五灵脂　白头翁

蟾酥　蚯蚓　橄榄　红豆蔻　薰草　天名精　枫香　巴豆　蛇床子　人中白　辛夷　川牛膝　没石子　百药煎①　细辛　独活　乌头　胡桐泪②　小茴香　洋参取效最神，多多益善

虫　牙

蟾酥　露蜂房

咽干痛

诃子　山豆根　磁石　胡瓜　丝瓜　胡桐泪　人中白　猪苓　苦参　半夏　乌药　松脂　滑石　木通　芫花　栝蒌仁　梨　孩儿茶　龙胆草　射干

喉痹

远志　川牛膝　百药煎　天南星　草乌头　皂角　藜芦　甜瓜蒂　百合　木通　芫花　贝母　硼砂　紫菀　竹叶　铜青　肉桂　杜牛膝　细辛　白蒺藜　桂枝　蛇蜕　木鳖子　胆矾　吴茱萸　商陆　白矾　芦根　孩儿茶　黄芩　知母　玄参　射干　杏仁　谷精草　灯草　海螵蛸　红花　桂　青鱼胆　天名精　西瓜　鲤鱼胆　皂矾　山豆

---

① 百药煎：由五倍子同茶叶等经发酵制成的块状物。酸甘，平。清肺化痰，生津止渴。

② 胡桐泪：为杨柳科植物胡杨的树脂，在土中留存多年而成。苦　咸寒。清热解毒，化痰软坚。

根　巴豆　蚯蚓　蜗牛

肺　痈

贝母　天冬　薏苡仁　凌霄花　款冬花　柿蒂　合欢皮　蛤蚧　白石英

肺痿唾脓

茯苓　贝母　黄芩　人中白　沙参　柿子　薏苡仁鸡苏　阿胶　蛤蚧　干姜　升麻　桑白皮　薏苡仁　麦冬

心痛 附心腹痛

沉香　山栀子　干地黄　川牛膝　何首乌　粟壳　白附子　天南星　荆三棱　草豆蔻　伏龙肝　茯神　百合粳米　米醋　桂心　天冬　当归　蜂蜜　阿胶　附子　肉桂　灵砂　白芍　赤石脂　桔梗　生姜　葱叶　白蒺藜麝香　山奈　甘松　藿香　薰草　石菖蒲　樟脑　白檀香川椒　荜澄茄　猪苓　刺猬皮　大戟　海藻　黄芩　黄连青盐　大黄　干姜　丁香　萹蓄　川楝子　荞麦　沙参血竭　没药　苏木　刘寄奴　益母草　蒲黄　丹参　夜明砂　卷柏　赤芍　辰砂　生地黄　韭菜　海螵蛸　桂心天仙藤　泽兰　阴阳水①　钩藤　桃仁　䗪虫　古文钱

---

①　阴阳水：即生熟汤，新汲水一半，百沸汤一半是也。能分利阴阳。

阿魏　山豆根　黍米　红曲

胃脘痛

白檀香　川牛膝　良姜　薰草　当归　蜂蜜　羊肉
胡麻　黑铅　续断　鹿胶　紫苏　虎骨　缩砂蜜①　大茴
香　鹿茸　青皮

反　胃

红豆蔻　干姜　半夏　丁香　乌药　白芥子　狗宝②
竹沥　前胡　枳壳　五灵脂　伏龙肝　梨　马齿苋　橘皮
栗　人参　牛肉　黑铅　灵砂　肉豆蔻　五味子　代赭石
密陀僧　紫苏　白芷　白豆蔻　木香　硼砂　粟米

手足挛急 附麻木

白芥子　土茯苓　防己　赤小豆　葳蕤　桑寄生　附
子　硫黄　石钟乳　龟板　龟胶　补骨脂　合欢皮　干地
黄　川牛膝　续断　阿胶　沉香　乌梅　禹余粮　磁石
羌活　防风　白花蛇　柴胡　丹皮　黄芩　胡黄连　黄柏
知母　秋石　虎骨　蔓荆子　柴胡　旋覆花　淫羊藿③
茵芋　秦艽　石斛　桂心　蒲公英　干漆　桃仁　榧实

---

① 缩砂蜜：和胃醒脾，行气宽中，安胎。其成熟的种子称为缩砂仁，
亦简称砂仁；其成熟干燥的果实称为缩砂壳或壳砂。

② 狗宝：即狗的胃结石。

③ 淫羊藿：此后原衍"沉香"二字。与前重复，删除。

枫香　象牙　蚤休　小麦　浮麦　豆酱油　丹参

手臂痛

姜黄　蓖麻子

腰　痛

葳蕤　桑寄生　柏子仁　阿胶　狗脊　白芍　附子
大茴香　小茴香　蛇床子　川牛膝　白蒺藜　楮实　龟板
龟胶

腰膝痛

干姜　薰草　松脂　肉桂　硫黄　升麻　百合　阳起
石　巴戟天　杜仲　海狗肾　犬肉　补骨脂　芡实　山茱
萸　藁本　威灵仙　干漆　白头翁　蚯蚓　油菜　淡菜
五加皮　丁香　神曲

脚　气

茯神　泽泻　防己　猪苓　牛肉　葳蕤　桑寄生　赤
小豆　女贞子　枸骨子　阿胶　仙茅　鹿茸　枸杞　淫羊
藿　补骨脂　杜仲　荜茇　牵牛　龙胆草　桑白皮　胡巴
木瓜　滑石　紫苏　香薷　小茴香　枇杷叶　薏苡　杏仁

鸡苏　石榴皮　乳香　蚯蚓　鲤鱼　淡参①　浮萍　槟榔
大腹皮　田螺

肠风下血

　　石菖蒲　黄芪　木贼　白及　芜荑　吴茱萸　龙眼
阿胶　猪肠　续断　川椒　龙肝②　胡桃肉　苦参　龙骨
滑石　石燕　柿蒂　黄芩　黄柏　枳壳　皂矾　海参　淡
菜　刺猬皮　卷柏　槐角　石榴皮　地榆

脱　肛

　　石灰　当归　竹叶　韭菜　百药煎　粟壳　龙骨　铁
粉　皂角　石榴皮　蚯蚓　蜗牛　白矾　卷柏　鱼腥草

阴　痿

　　半夏　丁香　地肤子　白薇　白鲜皮　刺猬皮　硼砂
孩儿茶　熊胆　秋石　丹皮　天冬　黄柏　枳实　肉苁蓉
锁阳　巴戟天　覆盆子　海狗肾　獭肝　犬肉　补骨脂
没石子　酸枣仁　山茱萸　代赭石　白蒺藜　淫羊藿　蛇
床子　远志　肉桂　沉香　硫黄　阳起石　桑螵蛸　石钟
乳　鹿茸　虾　蛤蚧　雄蚕蛾　川牛膝　楮实　枸杞　海

---

　　①　淡参：疑为"淡菜"之误。《本草汇纂》卷八"日食鳞介部"："淡菜，理腰脚气"。
　　②　龙肝：即伏龙肝。

螵蛸　稷米　海参　淡菜　五加皮　猪脬　杜仲　白附子

茎中痛

葳蕤　阳起石　肉苁蓉　锁阳　淫羊藿　猪脬　白
蒺藜

阴囊肿痒

猪脬　杜仲　补骨脂　附子　丝瓜　蚯蚓　马鞭草

骨　蒸

地骨皮　童便　百部　青蒿　硇砂　蝼蛄　贯众

喘　促

人参　砒石　阿胶　白豆　鲤鱼　前胡　沉香　榆白
皮　款冬花　马兜铃　白果　龙骨　白芍　礞石　五味子
牵牛　紫菀　竹叶　诃子　麻黄　桑白皮　枳实　紫苏
白茅根　桔根　皂角　莱菔子　乌药　蘹　防己　葶苈
栝蒌仁　梨　食盐　天冬　杏仁　山豆根

失　音

木通　萆薢　竹叶　天竺黄　山栀子　桂心　黍米
石菖蒲　葳蕤　远志　石钟乳　羌活　薄荷　竹沥

噫逆上气

石菖蒲　半夏　干姜　当归　乌药　附子　石钟乳　远志　肉桂　硫黄　蛤蚧　禹馀粮　密陀僧　生姜　白蒺藜　桂枝　吴茱萸　胡椒　伏龙肝　茯苓　白鲜皮　芫花　莞花　白前　竹叶　紫菀　石膏　附子　硫黄　枳壳　桂心　卷柏　桃仁　绿豆　红曲　豌豆　豇豆　柿子　香橼　甘蔗　杨梅　鲤鱼　款冬花　白石英

呕哕

藿香　丁香　川椒　荜澄茄　良姜　白术　肉豆蔻　蛤蜊粉　五味子　诃子　木瓜　生姜　白芷　苍术　草豆蔻　缩砂蜜　木香　大茴香　小茴香　茯苓　泽泻　滑石　赤小豆　大戟　前胡　白薇　竹叶　竹茹　柿蒂　枇杷叶　麦冬　白茅根　煨姜　熊①　橘皮　苏木　人参

吐风痰

沉香　黑铅　铅丹　密陀僧　半夏　白芥子　梨　铜青　乌头　虾　杜牛膝　天南星　麝香　藜芦　甜瓜蒂　莱菔子　胆矾

---

①　熊：疑脱"胆"字。

吐 血

滑石　栝蒌仁　贝母　枸骨子　肉桂　合欢皮　鹿胶
干地黄　金银薄①　代赭石　淡竹叶　郁金　蒲黄　紫菀
芦根　孩儿茶　黄连　丹皮　香附　山栀子　艾叶　地骨
皮　白茅根　面　青盐　芦根　大小蓟　泽兰　益智　竹
茹　青黛　丹皮　犀角　童便　鸡苏　韭菜　紫菀　地榆
茜草　枫香　海参　淡菜　浮萍　荷叶

噎 膈

牛肉　黑铅　乌梅　桔梗　草豆蔻　甘遂　硼砂　蚯
蚓　百草霜　白檀香　硇砂　桂心

霍 乱

山柰　良姜　干姜　藿香　石菖蒲　半夏　白檀香
安息香　麦芽　大蒜　木香　吴茱萸　香附　荜澄茄　缩
砂密　荜茇　艾叶　食盐　扁豆　大茴香　刘寄奴　附子
沉香　灵砂　五味子　诃子　乌梅　紫苏　草豆蔻　薄荷
海桐皮　苍术　香薷　桑白皮　阴阳水　苏木　乳香　莲
藕　粟米　粱米　稷米　黍米　大腹皮　橘皮　神曲

---

① 金银薄：即金银箔。

吐 泻

人参　附子　硫黄　没石子　川椒　白茅根　厚朴　柴胡　常山　莱菔子　草果　伏龙肝　白术　肉豆蔻　蛤蜊粉　五味子　诃子　木瓜　生姜　白芷　苍术　草豆蔻　缩砂蜜　木香　大茴香　小茴香　茯苓　泽泻　竹茹　竹叶　阴阳水　沉香　龟板　粟米　稷米　粱米　荜澄茄

瘴 疠

山奈　烟草　青葙子

解 暑

大蒜　石燕　石韦　蜂蜜　远志　枸杞　铅丹　人乳　乌梅　香薷　芦根　西瓜　石膏　扁豆　芡实　雪水　枳壳　枳实　鹿茸　龟板　龟胶　银柴胡　绿豆　人中黄　蚯蚓　稷米　菠菜　菱角　金汁

癫 痫

石菖蒲　伏龙肝　地肤子　琥珀　甘遂　竹沥　天竺黄　秦皮　百合　乳香　郁金　猪肉　金银薄　五灵脂　雷丸　山慈菇　甜瓜蒂　乌头

瘰　疬

熊胆　丹皮　钩藤　露蜂房　血竭

癥　瘕

附子　肉桂　阳起石　虾　川牛膝　龟板　鳖甲　蓖
麻子　龟胶　肉苁蓉　禹余粮　麻黄　白头翁　桔梗　威
灵仙　枳壳　苍术　蒲黄　木香　刘寄奴　黄芪　丹参
白术　姜黄　海螵蛸　沉香　铁粉　蜈蚣　苦参　海藻
葶苈　大黄　蟾酥　前胡　射干　黄柏　丹皮　荆三棱
山楂　米醋　泽兰　青盐　桂心　瓦楞子　虻虫　黍米
马齿苋　油菜　淡菜　橘皮　玄明粉　夏枯草　神曲　僵
蚕　芫花　甘遂　商陆　卷柏　凌霄花　莪术　没药　桃
仁　干漆　天名精　阿魏　蚯蚓　硇砂　黄豆　胡萝葡
冬瓜　胡瓜　大腹皮　槟榔　茵陈　粱米　地肤子　琥珀
礞石　川楝子　马鞭草　童便　硼砂　贯众

痞　坚

半夏　泽泻　枳壳　莪术　水蕨　蘹核　旱莲草　白
术　麝香　木鳖子　梨　朴硝　旋覆花　枳实　百合　山
楂　虻虫　阿魏　巴豆　鱼腥草　雁　大腹皮　橘皮　青
皮　干姜

痰　癖

石菖蒲　荜澄茄　大蒜　麦芽　茯神　泽泻　大戟
甘遂　续随子　礞石　竹沥　硼砂　牛黄　牵牛　沉香
黑铅　铅丹　密陀僧　莪术　巴豆　冬虫夏草　吴茱萸
昆布　天竺黄　瓦楞子　香橼

血　块

吴茱萸　川椒　没药　瓦楞子　䗪虫　野菊花　瞿麦

破　积

人参　附子　干地黄　硫黄　冬葵子　铅丹　肉苁蓉
肉豆蔻　蛤蜊粉　麻黄　桔根　草果　使君子　硼砂　凤
仙子　丝瓜　姜　枣　蒲黄

疟　疾

红豆蔻　排香草　黄芪　牛肉　猪苓　肉桂　龟板
龟胶　肉豆蔻　半夏　苏合香　川椒　雄黄　芫花　白薇
白蔹　葳蕤　牡蛎　虎骨　蜈蚣　麝香　常山草　豆蔻
大黄　玄参　鳖鱼　银柴胡　白头翁　槟榔　白及　橘皮
僵蚕　当归　胡麻　密陀僧　麻黄　防己　紫贝　草果

中 恶

石菖蒲　乌药　当归　猪肉　海狗肾　麝香　升麻
伏龙肝　白檀香　莪术

邪恶鬼疰

甘松　排香草　苏合香　安息香　樟脑　川椒　松脂
大蒜　雄黄　琥珀　紫贝　甘草　榆白皮　贯众　白薇
柏子仁　肉桂　硫黄　鹿茸　灵砂　海狗肾　龙骨　紫菀
穿山甲　犀角　羚羊角　远志　楮实　榆白皮　黑铅　荆
芥　柴胡　石斛　沉香　獭肝　代赭石　藁本　虎骨　丹
参　阿魏　榧实　蚯蚓　巴豆　鳝鱼　青木香　白及　款
冬花　石楠叶　紫石英　丁香　芫花

消 肿

刺猬皮　芫花　商陆　甘遂　枳壳　枳实　红花　蒲
公英　蒲黄　丹参　姜黄　蓖麻子　绿豆　冬瓜　壶卢
黄颡鱼　马齿苋

水 肿

吴茱萸　川椒　茯苓　竹茹　灯草　滑石　蝼蛄　牵
牛　薏苡仁　寒水石　黄柏　桑白皮　白茅根　泽兰　天
仙藤　紫草　郁李仁　香薷　轻粉　麻黄　天南星　巴豆

巴戟天　木瓜　黄颡鱼　排草香　浮萍　鸭肉　沉香　槟榔　阳起石　楮实　海藻　昆布　葶苈　芫花　商陆

奔 豚

远志　肉桂　五味子　诃子　木瓜　白蒺藜　莪术　绿豆　橄榄　茯苓

疝气痛

乌药　吴茱萸　泽泻　海藻　海石　羚羊角　射干　猪脬　桑螵蛸　海狗肾　蛤蜊粉　山茱萸　山楂　沙参　薏苡仁　刺猬皮　胡巴

汤火灼伤

梨　浮萍　白及　寒水石　雪水　人中白　荞麦　海螵蛸　侧柏叶　蛤蜊粉　豆酱油

解 酒

白果　梨　白菜　田螺　西瓜　雪水　茭白　柿子　丝瓜　荸荠①　鹅　菱角　橄榄　甘蔗　阿魏　大枫子　芙蓉花　紫砂糖　菠菜　越瓜　苦参　茶茗

---

① 荸荠：即"荸荠"。

解砒霜毒

绿豆　扁豆　鸭肉　白芷

解金石毒

扁豆　鸭肉　白芷　硫黄　冬葵子　缩砂蜜　水银
牛蒡子　荠苨　薜荔　冬瓜　菱角

去瘀血

干姜　延胡索　刺猬皮　续随子　大黄　枸骨子　鹿
茸　川牛膝　续断　荆芥　蜈蚣　丹皮　桑白皮　羚羊角
鳖甲　鸡苏　骨碎补　桂心　韭菜　生地黄　紫参　凌霄
花　三七　茜草　郁金　莪术　姜黄　花蕊石　苏木　五
灵脂　干漆　莲藕　古文钱　自然铜　桃仁　虻虫　䗪虫
天名精　漏芦　硇砂　麦麸　面　红曲　白及　五加皮
荷叶　蚕沙　浮萍　合欢皮　蛤蚧

杀三虫

甘松　石菖蒲　苏合香　伏龙肝　雄黄　防己　苦参
大戟　白果　黄精　硫黄　黑铅　铅丹　五倍子　麝香
厚朴　胆矾　紫菀　贯众　川楝子　青盐　天名精　芙蓉
花　熊胆　马鞭草　青黛　龙胆草　天冬　桑白皮　山栀
子　黄柏　决明子　杏仁　马齿苋　百部　河豚鱼　硫黄

桂心　韭菜　干漆　桃仁　皂矾　谷虫　白芷　螃蟹　轻粉　景天　荠苨　巴豆　苋菜　慈菇　槟榔　龟

狐　臭

铜青　薰草　排草香　雄黄　田螺

下　痢

刺猬皮　栝蒌仁　干姜　薰草　山栀子　羚羊角　生姜　胡椒　蕹　雄黄　车前子　白蕺　青葙子　苦参　滑石　田螺　西瓜　孩儿茶　胡黄连　熊胆　阿胶　腊冬葵子　硫黄　楮实　肉苁蓉　没石子　木香　秦皮　阿芙蓉①　禹余粮　五倍子　赤石脂　乌梅　云母石　缩砂蜜川芎　密陀僧　海螵蛸　百草霜　肥皂　苍术　厚朴　淡豆豉　丁香　草豆蔻　升麻　山楂　粳米　鸡苏　桂心生地黄　赤芍　龟板　龟胶②　百药煎　皂矾　五灵脂黑豆　石榴皮　金银花　苋菜　豌豆　豇豆　马齿苋　丝瓜　白头翁　杨梅　淡菜　雉　吴茱萸　泽泻　紫参　胡瓜　海螵蛸　百草霜　旱莲草　侧柏叶　地榆　大麦　粱米　油菜　白矾

---

① 阿芙蓉：即鸦片。
② 龟胶：此下原重"阿芙蓉"，衍文，据上文删。

止 泻

土茯苓　白术　陈仓米　山药　扁豆　腊　肉桂　粱米
芡实　粳米　白茅根　柿蒂　骨碎补　刘寄奴　南天烛①

遗 尿

石韦　猪脬　仙茅　川牛膝　桑螵蛸　枸杞　山茱萸
漏芦

小便沥数

豇豆　稷米　粟米　刘寄奴　石斛　芦根　石菖蒲
白蒺藜　芡实　火麻仁　鹿茸　葳蕤　乌药　干姜　益智

尿 血

孩儿茶　阿胶　鹿茸　雄蚕蛾　干地黄　续断　鹿胶
白蒺藜　香附　地骨皮　韭菜　茜草　郁金　蒲黄　漏芦
黑豆　丝瓜　刘寄奴　青盐　生地黄　侧柏叶

五 淋

延胡索　紫檀香　黄芪　阿胶　榆白皮　桑螵蛸　茯
苓　车前子　萹蓄　地肤子　琥珀　猪苓　滑石　田螺

---

①　南天烛：一种杜鹃花科植物。（枝叶）苦，平。止泄除睡，强筋益气力。

蝼蛄　连翘　白蔹　白薇　海石　朴硝　孩儿茶　石决明
阿胶　榆白皮　山栀子　薏苡仁　白茅根　榆白皮　枳壳
卷柏　鹿茸　蛤蚧　川牛膝　蒲公英　斑蝥　天名精　慈
菇　白鱼　橘皮

疳 疮

青葙子　铜青　桑白皮　百部　旱莲草　辰砂　银柴
胡　猪胆　代赭石　秦艽　木鳖　使君子　苍术　紫草
茜草　白及　芜荑　谷虫　芦荟　蟾酥

癞 疮

苦参　白蔹　海石　珍珠　荞麦　海螵蛸　红花　旱
莲草　辰砂　黄芪　黄精　巴戟天

漆 疮

蚯蚓　螃蟹　白菜　伏龙肝　地榆

恶 疮

鹤虱　大枫子　蓖麻子　芦荟　水银　银砾　露蜂房
漏芦　山慈菇　丝瓜　黄颡鱼　象牙　蟾酥

癣 疥

石菖蒲　轻粉　百部　大小蓟　血余　茜草　银朱
紫草　白芷　白附子　天南星　皂角　蛇蜕　藜芦　木鳖
子　斑蝥　螃蟹　芦荟　蚤休　丝瓜　驴　鳝鱼　金银花
铁粉　大枫子　使君子

斑① 疹

大戟　冬青子　雄蚕蛾　钩藤　胡荽　紫贝　牛蒡子
枫香　天名精　山慈菇　绿豆　蚯蚓　景天　紫草

疔 肿

狗宝　大蒜　田螺　白矾　珍珠　蒲公英　益母草
斑蝥　天名精　蟾酥　露蜂房　荞苨　蜗牛　红花

除 虱

小银　银朱

金疮 附刀箭

田螺　白果　猪脂　白蒺藜　没药　血竭　莲藕　花
蕊石　皂矾　斑蝥　水蛭　象牙　白芷　水银　薄荷　白

---

① 斑：原作"瘢"，据原书目录改。

上篇　药性主治

二三

附子　海桐皮　鹤虱　芦荟　蟾酥　枫香　景天　马鞭草
山豆根　荠苨　豆腐　黑豆　马齿苋　芹菜　鱼腥草　壶
卢　黄颡鱼　苍耳子　白及　芫荽　豨莶草　通草　黄芪
当归　鸽肉　胡麻　荆芥　冰片　穿山甲　柴胡　香附
石菖蒲　地肤子　白鲜皮　琥珀　赤小豆　滑石　白矾
蝼蛄　贝母　硼砂　连翘　白蔹　贯众　青葙子　铜青
海石　孩儿茶　决明石　青黛　山栀子　桑白皮　人中白
荞麦　沙参　荆三棱　青蒿　米醋　山楂　大小蓟　谷精
草　乳香　紫草　旱莲草　辰砂　槐角　无名异　蒲黄
刘寄奴　白头翁　白蔹　白芷　象牙　天南星　栗子

黄　疸

萹蓄　黄柏　龙胆草　白茅根　米醋　百草霜　茜草
鲤鱼　滑石

瘿　瘤

半夏　黄芪　黑铅　蛤蜊粉　石灰　海藻　昆布　龙
须菜　贝母　连翘　海螵蛸

瘰　疬

黄芪　鸽肉　淫羊藿　黑铅　何首乌　续断　荆芥
白芷　肥皂　蜈蚣　木鳖子　泽泻　石燕　田螺　蝼蛄
白矾　连翘　玄参　羚羊角　轻粉　蓖麻子　蚤休　露蜂

房　漏芦　山慈菇　蚯蚓　苍耳子　夏枯草　野菊花　白及　僵蚕　天名精　斑蝥　夜明砂

痈　疽

黄芪　当归　合欢皮　阿胶　远志　鹿茸　枸杞　蒲黄　续断　乌梅　铁粉　磁石　藁本　香附　大蒜　白矾　白蔹　芦根　梨　合欢皮　蛤蚧　桔梗　柿蒂　青黛　石斛　龙胆草　露蜂房　金银花　稷米　绿豆粉　黄豆　丝瓜　狗宝　松脂　伏龙肝　苦参　赤小豆　大戟　芫花　商陆　海藻　瞿麦　蝼蛄　栝蒌仁　连翘　黄芩　玄参　大小蓟　射干　犀角　沙参　鳖鱼　虾　赤芍　枸杞　黑铅　榆白皮　何首乌　赤石子①　铁粉　云母石　防风　马乌头　天南星　白蒺藜　冰片　穿山甲　麝香　柴胡　莱菔子　无名异②　夜明砂　紫参　三七　苏木　水蛭　蟾酥　芙蓉花　枫香　象牙　牛蒡子　金银花　漏芦　山慈菇　蜗牛　鱼腥草　冬瓜　白及　通草　野菊花　石灰　防己

杨梅疮

胡黄连　马鞭草　金银花　天南星　土茯苓　水银　大枫子　轻粉

---

① 赤石子：即赤石脂。
② 无名异：为氧化物类矿物软锰矿的矿石。甘　平。祛瘀止痛，消肿生肌。

阴　疮

海螵蛸　槐角　紫参　孩儿茶　熊胆　没药　枫香
蚤休　鱼腥草　壶卢　越瓜　木耳

五　痔

黄芪　阿胶　火麻仁　龟板　龟胶　胡桃肉　雄黄
密陀僧　草薢　刺猬皮　田螺　熊胆　天花粉　鲤鱼胆
孩儿茶　槐角　茜草　没药　代赭石　荆芥　白蒺藜　白
头翁　白芷　麝香　蛇蜕　蜈蚣　木鳖子　榧实　露蜂房
丝瓜　山豆根　金银花　驴　柿子　木耳　狗宝　鳝鱼
河豚　木贼　马兜铃　木耳子　白及　芜荑　芙蓉花　赤
芍　萹蓄

鼠　瘘

黄芪　磁石　荆芥　常山　雄黄　白鲜皮　玄参
连翘

生　肌

黄芪　当归　腊　楮实　黑铅　铅丹　续断　艾叶
赤石脂　松脂　蘸　琥珀　孩儿茶　珍珠　侧柏叶　无名
异　紫参　郁金　丹参　无名精　枫香　硇砂　白及　炉
甘石　乳香　百草霜

排 脓

郁李仁　黄芪　当归　冬葵子　川牛膝　桔梗　白芷
藁本　穿山甲　葛根　松脂　木通　瞿麦　天花粉　连翘
白头翁　朴硝　黄芩　腊　芙蓉花　漏芦　龙骨　薄荷
肥皂　艾叶　沙参　薏苡仁　麦冬　石斛　旱莲草　茜草
丹参　苏木　通草

狂犬咬

雄黄　斑蝥　蟾酥　丁香

产后血闭

川牛膝　楮实　荆芥　三七　旱莲草　益母草　刘寄
奴　郁李仁　桃仁　五灵脂　螃蟹　天名精　景天　麦麸
面　豆酱油　黑豆　马齿苋　芋　丝瓜　香薷　柿子　慈
菇　石灰　泽泻　续随子　䗪虫　凌霄花　紫参

恶露不尽

甘松　雄黄　伏龙肝　莪术　丹参　五灵脂　熟地黄
续断　诃子　鳝鱼　斑蝥　水蛭　螃蟹　蚤休　露蜂房
硇砂　红曲　熟地黄

血　晕

竹沥　荆三棱　童便　米醋　韭菜　墨　花蕊石　延胡索　益母草　苏木　川牛膝　楮实　荆芥

赤白崩带

益智　黄芪　扁豆　阿胶　鹿茸　冬葵子　楮实　续断　紫苏　香附　松子　蘧　伏龙肝　猪苓　石燕　白果　白矾　白蔹　贯众　鸡肉　鹿茸　萹蓄　何首乌　鹿胶　莲子　蛤蜊粉　赤石脂　代赭石　黄柏　萹蓄　钩藤　大小蓟　百草霜　海螵蛸　生地黄　侧柏叶　凌霄花　血余　茜草　蒲黄　益母草　三七　五灵脂　石榴皮　景天　马齿苋　冬瓜　木耳　勃蓄　鱼翅　淡菜　丹参　阳起石　鹿茸　龟板　龟胶　桑螵蛸　白芷　水蛭

催生堕胎

半夏　延胡索　伏龙肝　车前子　滑石　商陆　牛黄　朴硝　肉桂　虾　冬葵子　川牛膝　榆白皮　赤石脂　天南星　白蒺藜　蜈蚣　大小蓟　辰砂　楮实　荆芥　丹参　火麻仁　龟板　龟胶　益母草　白芷　没药　古文钱　花蕊石　水蛭　䗪虫　水银　凤仙子　巴豆　油菜　麦芽

调 经

人参　肉桂　干地黄　川牛膝　榆白皮　熟地黄　续断　荆三棱　荆芥　天麻　灵砂　桂枝　香附　松脂　大黄　连翘　旋覆花　鳖鱼　泽兰　桂心　丹参　益母草　苏木　干漆　桃仁　漏芦　水蛭　马鞭草　大麦　芹菜鹿　延胡索　白鲜皮　甘草　当归　相子仁　龟板　丹皮茜草　白茅根　海螵蛸　红花　阳起石　蛤蚧　全蝎　山茱萸　香附　山楂

安 胎

石菖蒲　薤　白术　阿胶　腊　鹿茸　续断　鹿胶白芍　诃子　紫苏　缩砂蜜　木香　珍珠　羚羊角　麦冬百合　辰砂　黑豆

下乳汁

木通　赤小豆　滑石　栝蒌仁　贝母　荆三棱　石钟乳　虾　火麻仁　猪蹄　葱叶　白蒺藜　穿山甲　茄子丝瓜　鲤鱼　鲍鱼

乳 痈

百合　蒲公英　益母草　螃蟹　白芷　葱叶　油菜露蜂房

痘 疮

丁香　猪尾血　生地黄　紫草　红花　胡荽　硫黄　黄芪　附子　虾　胡桃肉　蝉蛇①　葛根　柴胡　珍珠　人中白　桂心　兔屎　人牙　牛蒡子　绿豆　蚯蚓　人中黄　糯米　黄豆　黑豆　豌豆　丝瓜

惊 痫

人参　五灵脂　天名精　柏子仁　芦荟　象牙　干地黄　羊肉　远志　龙眼　胡麻　血余　酸枣仁　蚯蚓　巴豆　龙骨　辰砂　密陀僧　郁李仁　天麻　蚤休　露蜂房　虎骨　白花蛇　麝香　柴胡　硫黄　白鲜皮　白及　竹沥　僵蚕　礞石　蜗牛　牛黄　油菜　竹叶　白蔹　鳖甲　紫菀　天竺黄　熊胆　丹皮　鹅　雁　知母　钩藤　青黛　龙胆草　桑白皮　羚羊角　旋覆花　茯苓　蜂蜜　鸭肉　附子　肉桂　猪肉　猪乳　海狗肾　桑螵蛸　牡蛎　金银薄　桔梗　薄荷　升麻　冰片　穿山甲　蛇蜕　蜈蚣　蝉蜕　缩砂蜜　杏仁　石斛

白 秃

松脂　甘蔗　马　鱼腥草　驴

---

① 蝉蛇：即鳝鱼。蝉，通"鳝"。

客忤

石菖蒲　天竺黄　钩藤　远志　龙胆草　桑白皮

下篇　分类主治

温　中

人身一小天地耳。天地不外阴阳五行以为健顺，人身不外水火气血以为长养。盖人禀赋无偏，则水以附火，火以生水，水火既足，则气血得资，而无亏缺不平之憾矣。惟其禀有不同，赋有各异，则或水衰而致血有所亏，火衰而致气有所歉。故必假以培补，俾偏者不偏，而气血水火自尔安养而无病矣。第其病有浅深，症有轻重，则于补剂之中，又当分其气味以求，庶于临症免惑。如补之有宜于先天真火者，其药必燥必烈，是为补火之味；补有宜于先天真水者，其药必滋必润，是为滋水之味；补有宜于水火之中而不敢用偏胜之味者，其药必甘必温，是为温肾之味；补有宜于气血之中而不敢用偏盛之药者，其药必甘必温，是为温中之味；补有宜于气血之中而不敢用过补之药者，其药必平必淡，是为平补之味。是合诸补以分，则于补剂之义已得其概。又按：万物惟温则生，故补以温为正也。万物以土为母，甘属土，故补又以甘为贵也。土亏则物无所载，故补脾气之缺陷无有过于白术，补肝气之虚损无有过于鸡肉，补肺气之痿①弱无有过于参、芪，补心血

---

① 痿：原作"瘦"，据《本草求真》卷一"温中"篇改。

之缺欠无有过于当归。是皆得味之甘而不失其补味之正也。其次补脾之味，则有如牛肉、大枣、饴糖、蜂蜜、龙眼、荔枝、鲫鱼，皆属甘温，气虽较与白术稍纯，有牛肉则能补脾以固中，大枣则能补脾以助胃，鲫鱼则能补土以制水也。且予尝即补脾以思，其土之卑监①而不平者，不得不藉白术以为培补。若使土干而燥，能勿滋而润乎？是有宜于山茱、黄精、猪肉之类是也。土湿而凝，能勿燥而爽乎？是有宜于白蔻、砂仁之属是也。土润而滑，能勿涩而固乎？是有宜于莲子、芡实、肉蔻之属是也。土郁而结，能勿疏而醒乎？是有宜于木香、甘松、藿香、菖蒲、胡荽、大蒜之属是也。土浸而倾，能勿渗而利乎？是有宜于茯苓、扁豆、山药、鲫鱼之属是也。土郁而蒸，能勿清而利乎？是有宜于薏苡仁、木瓜、白鲜皮、蚯蚓、紫贝、皂白、二矾、商陆、郁李之属是也。土寒而冻，能勿温而散乎？是有宜于干姜、附子之属是也。土敦而阜②，能勿通而泄乎？是有宜于硝黄、枳实之属是也。土崩而解，能无升而举乎③？是有宜于参、芪、甘草之属是也。凡此皆属补脾之味，然终不若甘温补脾之为正耳。

---

① 卑监：运气术语。五运主岁中，土运不及的名称。《素问·五常政大论》："其不及奈何？……土曰卑监。"王冰注："土虽卑少，犹监万物之生化也。"

② 土敦而阜：运气术语，指土运太过。敦，厚也；阜，高也。

③ 是有宜于硝黄……举乎：原阙漏，据《本草求真》补。

平　补

精不足而以厚味投补，是亏已在于精，而补不当用以平剂矣；气不足而以轻清投补，是亏已在于气，而补亦不当用以平剂矣。惟补气而于血有损，补血而于气有损，补上而于下有碍，补下而于上有亏，其症似虚非虚，似实非实，则不得不择甘润和平之剂以进。如葳蕤、人乳，是补肺阴之至平者也；山药、黄精、羊肉、猪肉、甘草，是补脾阴之至平者也；柏子、合欢皮、阿胶，是补心阴之至平者也；冬青子、桑寄生、桑螵蛸、狗脊，是补肝肾阴之至平者也；燕窝、鸽肉、鸭肉，是补精气之至平者也。但阿胶、人乳则令肝肾与肺而皆润，合欢则令脾阴五脏而皆安，山药则令肺肾而俱固，桑螵蛸则能利水以交心。至陈仓米能养胃以除烦，扁豆能舒脾以利脾，皆为轻平最和之味。余则兼苦兼辛兼淡，平虽不失而气味夹杂，未可概作平补论耳。

补　火

按：李时珍云：命门为藏精系胞之物，其体非脂非肉，白膜裹之，在脊骨第七节两肾中，此火下通二肾，上通心肺，贯脑，为生命之原，相火之主，精气之府，人物皆有，生人生物，皆由此出。又按：汪昂谓：人无此火，则神机灭息，生气消亡。赵养葵谓：火可以水折，惟水中之火不可以水折，故必择其同气招引归宅，则火始不上浮而下降矣。此火之所由补也。第世止知附桂为补火之最，硫黄为火之精，此外毫不计及，更不知其桂附因何相需必用。讵知火衰气寒而厥，则必用以附子；火衰血寒腹痛，则必用以肉桂；火衰寒结不解，则必用以硫黄；火衰冷痹精遗，则必用以仙茅；火衰疝瘕癥偏坠，则必用以胡巴；火衰气逆不归，则必用以沉香；火衰肾泄不固，则必用以补骨脂；火衰阳痿血瘀，则必用以阳起石；火衰风冷麻痹，则必用以淫羊藿；火衰风湿疮痒，则必用以蛇床子；火衰脏寒虫①生，则必用以川椒；火衰气逆呃起，则必用以丁香；火衰精涩不摄，则必用以益智。至于阳不通督，须用鹿茸以补之；火不交心，须用远志以通之；如窍不开，须用钟乳石以利之；气虚喘乏，须用蛤蚧以御之；精滑不禁，须用阿芙蓉以涩之。皆当随症酌与，不可概用。若使水火并衰，及或气陷不固，阴精独脱，尤当切禁，否则祸人反掌。

滋　水

冯楚瞻②曰：天一生水，故肾为万物之原，乃人身之宝也。奈人自伐其源，则本不固，而劳热作矣。热则精血枯竭，憔悴羸弱，腰痛足酸，自汗盗汗，发热咳嗽，头晕

---

① 虫：《本草求真》卷一"补火"篇作"蛊"，亦通。
② 冯楚瞻：即冯兆张，清代医家，字楚瞻，浙江海盐人。著有《冯氏锦囊秘录》。

目眩，耳鸣耳聋，遗精便血，消渴淋沥，失音喉疮舌燥等症，莫不因是悉形。非不滋水镇火，无以制其炎烁之势。愚按：滋水之药，品类甚多，然终不若地黄为正。盖地黄性温而润，色黑体沉，可以入肾滋阴，以救先天之精。至于气味稍寒，能佐地黄以除骨蒸痎疟之症，则有龟板、龟胶，胶则较板而更胜矣。佐地黄补肌泽肤，以除枯涸之症者，则有人乳、猪肉，肉则较乳而有别矣。佐地黄以通便燥之症者，则有火麻、胡麻，胡麻则较火麻而益血矣。至于水亏而目不明，则须佐以枸杞；水亏而水不利胎不下，则有佐于冬葵子、榆白皮；水亏而风湿不除，则有佐于桑寄生；水亏而心肾不交，则有佐于桑螵蛸、龟板；水亏而阴痿不起，则有佐于楮实；水亏而筋骨不健，则有佐于冬青子；水亏而精气不足，则有佐于燕窝；水亏而血热吐血，则有佐于干地；水亏而坚不软，则有佐于食盐；水亏而虚怯不镇，则有佐于磁石；水亏而气不收及血不行，则有佐于牛膝；水亏而噎隔不食，则有佐于黑铅。但黑铅为水之精，凡服地黄而不得补者，须用黑铅镇压，俾水退归北位，则于水有补。然必火胜水涸，方敢用此以为佐。若水火并衰，则又当佐性温以暖肾脏，否则害人不轻。

温　肾

肾虚在火，则当用辛用热；肾虚在水，则当用甘用润。至于水火并衰，则药虽兼施，惟取其性温润与性微温，力专入肾者以为之补，则于水火并亏之体，自得温润调剂之宜矣。按：地黄体润不温，因于火日蒸晒而温，实为补血补肾要剂。其药自属不易，然有肝肾虚损，气血凝滞，不用杜仲、牛膝、续断以通，而偏用肉桂、阳起石以燥。风湿内淫，不用巴戟天、狗脊以温，而偏用淫羊藿、蛇床子以燥。便结不解，不用肉苁蓉、锁阳以温，而偏用火麻、枸杞、冬葵子以润。遗精滑脱，不用菟丝子、覆盆子、山茱萸、胡桃肉、琐琐葡萄①等药以收，而偏用粟壳、牡蛎等药以进。软坚行血，不用海狗肾温暖以润，而偏用食盐、青盐咸寒以投。补精益血，不用麋茸、鹿胶、犬肉、紫河车、何首乌等药以温，而偏用硫黄、沉香等药以胜。鬼疰蛊毒，不用獭肝温暖以驱，而偏用川椒、乌梅以制。凡此非失于燥，而致阴有所劫，即失于寒而致火有所害，岂温暖肾脏之谓哉？噫！误矣。

温　涩

收者，收其外散之意；涩者，涩其下脱之义。如发汗过多，汗当收矣；虚阳②上浮，阳当收矣；久嗽亡津，津当收矣。此皆收也。泄痢不止，泄当固矣；小便自遗，遗当固矣；精滑不禁，精当固矣。《十剂篇》云：涩可去脱，牡

---

① 琐琐葡萄：琐琐，原作"赟赟"，据文义改。琐琐葡萄，葡萄的一种，产于新疆。《本草纲目》云："西边有琐琐葡萄，大如五味子而无核。"

② 阳：原作"寒"，据《本草求真》卷二"温涩"篇改。

蛎、龙骨之属是也。凡人气血有损，或上升而浮，下泄而脱，若不收敛涩固，无以收其亡脱之势。第人病有不同，治有各异。阳旺者阴必竭，故脱多在于阴。阴盛者阳必衰，故脱多在于阳。阳病多燥，其药当用以寒。阴病多寒，其药当用以温。此定理耳。又按温以治寒，涩以固脱，理虽不易，然亦须分脏腑以治。如莲子、肉豆蔻是治脾胃虚脱之药也，故泄泻不止者最宜。莲须是通心交肾之药也，为心火摇动精脱不固者最佳。补骨脂、琐琐葡萄、阿芙蓉、没石子、沉香、芡实、石钟乳、胡桃肉、灵砂是固肾气之药也，为精滑肾泄者最妙。但补骨脂则兼治肾泻泄[1]，葡萄则兼起阳兴痘，阿芙蓉则专固涩收脱，没石子、沉香则专降气归肾，芡实则兼脾湿并理，石钟乳则兼水道皆利，胡桃肉则兼肠肺俱润，灵砂则合水火并降也。他如菟丝、覆盆，性虽不涩，而气温能固。木瓜酸中带涩，醒脾收肺有功。乌梅敛肺涩肠。诃子收脱止泻，清痰降火。赤石脂固血久脱。治虽不一，然要皆属温涩固脱药耳。惟有禹余粮、柿蒂性属涩平，与体寒滑脱之症微有不投，所当分别。

寒　涩

病有寒成，亦有热致。寒成者固当用温，热成者自当用寒。如五倍子、百药煎，其味虽曰酸涩，而性实寒不

---

① 泻泄：《本草求真》作"泄泻"。

温，为收肺虚火浮之味，故能去嗽止痢，除痰定喘，但百药煎则较倍子而鲜收耳。牡蛎性专入肾固脱，化痰软坚，而性止专入肾而不入肝。龙骨入肝敛气，收魂固脱，凡梦遗惊悸，是其所宜，而性不及入肾。各有专治兼治之妙耳。至于粟壳，虽与五倍入肺敛气涩肠相似，而粟壳之寒，则较倍子稍轻，粟壳之涩，则较倍子更甚，故宁用粟而不用倍也。粳米气味甘凉，固中除烦，用亦最妙。若在蛤蜊粉气味咸冷，功专解热化痰固肺。及秦皮性亦苦寒，功专入肝除热，入肾涩气，亦宜相其热甚以行，未可轻与龙骨、牡蛎、粟壳微寒之药为比也。

收　敛

酸主收，故收当以酸为主也。然徒以酸为主，而不兼审阴阳虚实以治，亦非得乎用酸之道矣。故酸收之药，其类甚多，然大要性寒而收者，则有白芍①、牡蛎、粟壳、五倍子、百药煎、皂白二矾，其收兼有涩固，而白芍则但主收而不涩耳。性温与涩而收者，则有五味、木瓜、乌梅、诃子、赤石脂等味。但五味则专敛肺归肾、涩精固气，木瓜则专敛肺脾，乌梅则专敛气涩肠，诃子则专收脱止泻、清痰降火，赤石脂则专收脱止血也。若在金樱，虽为涩精要剂，然徒具有涩力，而补性绝少。山茱萸温补肝

---

① 芍：原脱，据《本草求真》卷二"收涩"篇补。

肾，虽为收脱固气之用，而收多于涩，不可不分别而异施耳。

镇　虚

虚则空而不实，非有实以镇之，则易覆矣。虚则轻而易败，非有实以投之，则易坠矣。故重坠之药，亦为治病者所必需也。然用金石诸药以治，而不审其气味以别，亦非治病通活之妙。故有热者，宜以凉镇，如代赭石、珍珠之治心肝二经热惊，辰砂之清心热，磁石之治肾水虚怯，龙骨、龙齿之治肝气虚浮是也。有寒者宜以热镇，如云母石之能温中去怯，硫黄之能补火除寒、通便定惊是也。寒热俱有者，宜以平镇，如禹余粮、金银箔、铁粉、密陀僧之属是也。但禹余粮则兼止脱固泄，金银箔则兼除热祛风，铁粉则兼疗狂消痈，皆借金性平木。密陀僧则兼除积消热涤痰也。同一镇坠，而药品气味治用各自有别，其不容紊如此。然要若病有外邪，不可轻投，令寒邪得镇而愈固耳。

散　寒

凡病伤于七情者宜补，伤于六淫者宜散宜清。伤于七情者宜补，则补自有轻重之分，先天后天之别。伤于六淫者宜散，则散自有经络之殊，邪气之异。如轻而浅者，其邪止在皮毛，尚谓之感，其散不敢过峻。至若次第传变，则邪已在于经，其散似非轻剂可愈。迨至愈传愈深，则邪已入不毛，其邪应从下夺，又非散剂所可愈矣。是以邪之本乎风者，其散必谓之驱，以风善行数变，不驱不足御其奔迅逃窜之势也。邪之本于寒者，其散止谓之散，以寒凝结不解，不散不足启其冰伏否塞之象也。邪之得于雾露阴寒之湿者，其邪本自上受，则散当从上解，而不得以下施。邪之渐郁而成热者，其散当用甘平、辛平，而不可用辛燥。至于邪留于膈，欲上不上，欲下不下，则当因高而越，其吐之也必宜。邪固于中，流连不解，则当从中以散，其温之也必便。若使邪轻而感，有不得用峻劣之药者，又不得不用平淡以进，俾邪尽从轻散，而不至有损伤之变，此用散之概也。又按阴盛则阳微，阳胜则阴弱。凡受阴寒肃杀之气者，自不得不用辛热以治。惟是邪初在表，而表尚有表中之表以为区别。如邪初由皮毛而入太阳，其症必合肺经并见，故药必先用以麻黄以发太阳膀胱之寒，及或佐以杏仁、生姜入肺，并或止用桔梗、紫苏、葱管、党参入肺之味以进。但杏仁则专入肺，散寒下气止喘；生姜则专入肺，辟恶止呕；葱管则专入肺，发汗解肌；桔梗则专入肺，开提肺中风寒，载药上浮；党参可以桔梗、防风伪造，则其气味亦即等于防风、桔梗以疏肺气。至于细辛、蔓荆，虽与诸药同为散寒之品，然细辛则宣肾家风寒，蔓荆则除筋骨寒湿及发头面风寒，皆非太阳膀胱专药及手太阴肺经药耳。他如白蔻、荜茇、良姜、干姜、川椒、红豆蔻气味辛热，并薰香气味辛平，与马兜铃、白石英、冬花、百部气味辛温，虽于肺经则治，然终非入肺专品，所当分别以异视者也。

驱 风

风为阳邪，寒为阴邪。风属阳，其性多动而变；寒属阴，其性多静而守。故论病而至于风，则症变迁而莫御。论药而至于风，则其药亦变迁而莫定矣。如肝属风，病发于风，则多由肝见症。乃有风不在肝，而偏在于肌肉之表，症见恶风自汗，当用桂枝以解其肌。风在太阳膀胱，症见游风攻头，当用以羌活；症见一身骨痛，当用以防风；症见风攻巅顶，当用以藁本者。有如此矣。且有风在少阴肾经，症见伏风攻头，当用以独活；症见口干而渴，当用以细辛；与风在骨髓，症见痰迷窍闭，当用以冰片；风在皮肤骨髓，症见惊痫疥癫，当用以白花蛇；风在关节，症见九窍皆闭，当用以麝香；症见风湿痹痛，当用以茵芋；风在经络，症见疮疡痛肿之当用以山甲；症见痰涎壅塞之当用以皂角；风在十二经络，症见顽痹冷痛之当用以威灵仙；风在肠胃，症见恶疮肿毒之当用以肥皂；风在阳明胃经，症见①头面诸疾之当用以白附、白芷者，又如此矣。更有风热在肺，症见鼻塞鼻渊之当用以辛夷；症见

---

① 见：此下原重"诸"，衍字，据《本草求真》卷三"驱风"篇删。

目翳眩晕之当用以甘菊；症见恶寒发热无汗而喘之当用以杏仁；症见痈肿疮毒之当用以牛蒡；症见喘嗽体肿之当用以白前者，又如此矣。至于风已在肝，而症又挟有湿，则如秦艽既除肠胃湿热，又散肝经风邪；浮萍既入肝经散风，复利脾经之湿；海桐皮以疗风湿诸痛，豨莶草以治麻木痛冷，苍耳子以治皮肤疮癣、通身周痹，巴戟、狗脊、寄生以强筋骨之类，而葳蕤、萆薢、茵芋、白芷、白附之偕风湿而治，可类推矣。风已在肝，而肝症见有热成，则如全蝎之治胎风发搐，钩藤之治惊痫瘛疭，蝉蜕之治皮肤瘾疹，薄荷之治咽喉口齿，石楠叶之能逐热坚肾，决明子、木贼、蕤仁之治风热目翳之类，而辛夷、冰片、牛蒡之偕风热以理，又可思矣。风病在肝而症见有风痰，则有如南星之散经络风痰，天麻之治肝经气郁虚风，川芎之散肝经气郁之类，而麝香之偕痰气并理，又可思矣。风病在肝而症见有风毒，则有如蛇蜕之能杀蛊辟恶，蜈蚣之能散瘀疗结之类，而山甲、草乌、牛蒡、肥皂之偕风毒以理，又其余矣。风病在肝而症见有寒湿之症，则有宜于蔓荆、僵蚕、五加皮、乌附尖之类，但其功用治效则有殊矣。风病在肝而症见有骨痿不坚之症，则有宜于虎骨、虎胶之类，但其气味缓急则有间矣。至于风病在肝而症见有肌肤燥热，则不得不用荆芥以达其肤而疏其血；风病在肝而症见有疮疥目赤，则不得不用蒺藜以散其风而逐其瘀；风病在肝而症见有湿热燥痒，则不得不用芜荑以泄其湿。要皆随症审酌以定其趋，但其理道无穷，变化靡尽。其中旨趣，在于平昔细为体会，有非仓卒急迫所能得其精微也。

散　湿

经曰：半身以上，风受之也；半身以下，湿受之也。然有湿不下受，而湿偏从上感，则湿又当上治。盖湿无风不行，如风在上，则湿从风以至者，则为风湿。是风是湿非散不愈也。湿值于寒，寒气栗裂，其湿由寒至者，则为寒湿。是寒是湿，亦非由散不除也。且又好食生冷，留滞肠胃，合于雨露感冒，留结不解，随气胜复，变为寒热，以致头重如裹，皮肉筋脉，皆为湿痹，则不得不从开发以泄其势。然散湿之药不一而止，就湿而言散者，如苍术之属是也。有因风湿①而言散者，如白芷、羌活、独活、防风、寄生、萎蕤、秦芁、巴戟、狗脊、灵仙、海桐皮、豨莶草、苍耳子、草薢、茵芋之属是也。有就寒湿而言散者，如五加皮、天雄、蔓荆子、僵蚕、细辛之属是。有兼风热而言散者，如芜荑之属是；有就热湿而言散者，如香薷之属是；有就痰湿而言散者，如半夏之属是。至湿而在胸腹，症见痞满，宜用川朴以散之。湿在肌肉，症见肤肿，宜用排草以洗之。湿在肠胃，挟风而见拘挛痹痛，宜用秦芁以除之。湿在筋骨而见头面不利，宜用蔓荆子以治

① 湿：原作“温”，据《本草求真》卷三“散湿”篇改。

之。此皆就表就上受湿论治，故以散名。若使湿从下受，及已内入为患，则又另有渗湿泻湿诸法，而非斯药所可统而归之也。

散　热

热自外生者宜表宜散，热自内生者宜清宜泻。热自外生而未尽至于内者宜表宜散，热自内成而全无表症者宜攻宜下。凡人感冒风寒，审其邪未深入，即当急撤其表，俾热从表解，不得谓热已成，有清无散，而不用表外出也。第热之论乎散者，其法不一。有止解热以言散者，如升麻之升诸阳引热外出，葛根之升阳明胃气引热外出，柴胡之升少阳胆热外出，淡豆豉之升膈热外出，夏枯草之散肝热外出，野菊花之散肝肺热中①出也。有合风热以言散者，如辛夷能散肺经风热，冰片能散骨蒸风热，木贼能散肝胆风热，蕤仁、决明子、炉甘石、薄荷能散肺经风热也。有合湿热而言散者，如芜荑②能散皮肤骨节湿热，香薷能散肺、胃、心湿热是也。有解风火热毒而言散者，如蟾蜍、蟾酥之能升拔风火热毒外出是也。有解血热而言散者，如石灰能散骨肉皮肤血热，谷精草能散肝经血热也。至于热结为痰，有藉吐散，如木鳖则能引其热痰成毒结于胸膈而出，瓜蒂则能引其热痰结于肺膈而出，胆矾则能引其风热

---

① 　中：《本草求真》卷三"散热"篇作"外"，义胜。
② 　荑：原书字迹模糊，据《本草求真》补。

之痰亦结在膈而出也。若使表症既罢，内症已备，则又另有法在，似无庸于琐赘。

吐　散

邪在表宜散，在里宜攻，在上宜吐，在中下宜下，反是则悖矣。昔人谓邪在上，因其高而越之。又曰：在上者涌而吐之是也。但吐亦须分其所因所治以为辨别，如常山、蜀漆，是吐积饮在于心下者也；藜芦、皂白二矾、桔梗芦、皂角，是吐风痰在于膈者也；生莱菔子是吐气痰在于膈者也；乌附尖是吐湿痰在于膈者也；胡桐泪是吐肾胃热痰上攻于肠而见者也；栀子、瓜蒂，是吐热痰聚结于膈而成者也；磁石①是吐寒痰在于膈者也。至于膈有热毒，则有木鳖、青木香以引之；痰涎不上，则有烧盐以涌之。但吐药最峻，过用恐于元气有损，况磁石②、木鳖，尤属恶毒，妄用必致生变，不可不慎。

温　散

热气久积于中，自当清凉以解；寒气久滞于内，更当辛温以除，故温散之味，实为中虚寒滞所必用也。然中界乎上下之间，则治固当以中为主，而上下亦止因中而及，是以温以守内而不凝，散以行外而不滞，温散并施，而病

---

① 磁石：《本草求真》卷三"吐散"篇作"砒石"，义胜。
② 磁石：《本草求真》作砒石，义胜。

不致稍留于中而莫御矣！第不分辨明晰，则治多有牵混而不清。如缩砂蜜、木香、香附、干姜、半夏、胡椒、吴茱萸、使君子、麦芽、松脂，皆为温中行气快滞之味。然缩砂蜜则止暖胃快滞，木香则止疏肝醒脾，香附米则止开郁行结活血通经，半夏则止开痰逐湿，干姜则止温中散寒，胡椒则止温胃逐痰除冷，吴茱萸则止逐肝经寒气上逆肠胃，使君子则止燥胃杀虫，麦芽则止消谷磨食，松脂则止祛风燥湿，而有不相兼及者也。至于温中而兼及上，则有如荜茇之散胸腹寒逆，藿香之醒脾辟恶宽胸止呕，菖蒲之通心开窍醒脾逐痰，元胡索之行血中气滞、气中血滞，安息香之通活气血，各有专司自得之妙。温中而兼及下，则有如益智之燥湿逐冷、温肾缩泉，蛇床子之补火宣风燥湿，蒺藜之祛肝肾风邪，大小茴之逐肝肾沉寒痼冷，各有主治独得之趣。温中而兼通外，则有草果之温胃逐寒、辟瘴辟疟，苏合香、樟脑、大蒜、山柰、甘松、排草之通窍逐邪杀鬼，白檀香之逐冷除逆以引胃气上升，良姜、红豆蔻之温胃散寒，艾叶之除肝经沉寒痼冷以回阳气将绝，胡椒之通心脾小腹、解恶发痘，烟草之通气爽滞、解瘴除恶，白芥子之除胁下及皮里膜外之风痰，石灰之燥血、止血、散血，乌药之治气逆胸腹不快，各有其应如响之捷。温中而至通上彻下，则有如丁香之泄肺①暖胃、燥肾止呃，

---

① 肺：原作"胃"，据《本草求真》卷三"温散"篇改。

川椒之补火温脏、除寒杀虫，各有气味相投之宜。若使温中独见于上，则有如草豆蔻之逐胃上之风寒、止当心之疼痛，薰草之通气散寒解恶止痛，其效俱不容掩。且温中而独见于上下，则有如薤之通肺除痹，通肠止痢，其效又属不泯。其一，温中而气味各殊，治效各别，有不相同如此。然予谓温中之味，其气兼浮而升，则其散必甚。温中之味，其气必沉而降，则散甚微，温中其气既浮，而又表里皆彻，则其散更甚而不可以解矣！是以丁香、白蔻之降，与于草豆蔻、白檀之升，绝不相同，即与缩砂密之散，木香之降，亦且绝不相似。姜气味过散，故止可逐外寒内入，而不可与干姜温内同比。藿香气味稍薄，故止可除臭恶呕逆，而不可与木香快滞并议。乌药彻上彻下，治气甚于香附，故为中风中气所必需。薤白气味辛窜，行气远驾木香，故为胸痹肠滞所必用。凡此是温是散，皆有义理，错综在人细为体会可耳。

平　散

药有平补，亦有平散，补以益虚，散以去实，虚未甚而以重剂投之，其补不能无害；实未甚而以重剂散之，其散更不能无害矣。如散寒麻黄，散风桂枝，散湿苍术，散热升、葛，散暑香薷，散气乌药，皆非平者也。乃有重剂莫投。如治风与湿，症见疥癣周痹，止有宜于苍耳子；症见瘙痒消渴，止有宜于蚕砂；症见麻木冷痛，止有宜于豨莶；症见肤痒水肿，止有宜于浮萍；症见目翳疳蚀，止有宜于炉甘石，皆能使其风散湿除。又如治风与热，症见目翳遮睛，烂弦胞肿，止有宜于甘菊、蕤仁、木贼；症见风热蒸腾，肾阴不固，止有宜于石楠叶，皆能使其风熄热退。又如治寒与热，症见咳嗽不止，止有宜于冬花；症见头面风痛，止有宜于荷叶；症见肺热痰喘，声音不清，止有宜于马兜铃；症见寒燥不润，止有宜于紫、白石英；症见肝经郁热不散，止有宜于夏枯草；症见风寒湿热脚气，止有宜于五加皮；症见风寒痰湿，止有宜于僵蚕，皆能使其寒热悉去。至于治气，则又只用橘皮之宣肺燥湿，青皮之行肝气不快，神曲之疗六气不消，槟榔、大腹皮之治胸腹痞胀，白及之散热毒而兼止血，野菊花之散火气、痈毒疔肿、瘰疬目痛，青木香之除风湿恶毒气结，皆能使其诸气悉消。凡此药虽轻平，而用与病符，无不克应，未可忽为无益而不用也。

渗 湿①

泻 湿

泻湿与渗湿不同。渗湿者，受湿无多，止用甘平轻淡，使水缓渗，如水入土，逐步渗泄，渐渍不骤。泻湿者，受湿既多，其药既须甘淡以利，又须咸寒以泻，则湿始从热解，故曰泻湿。然泻亦须分其脏腑，如湿在肺不

---

① 渗湿：本节正文阙漏，据目录补。

泄，宜用薏苡仁、黑牵牛、车前子、黄芩、白薇之类。但薏苡仁则治水肿湿痹、疝气热淋，黑牵牛则治脚气肿满、大小便秘，黄芩则治癃闭肠澼、寒热往来，车前子则治肝肺湿热以导膀胱水邪，白薇则治淋痹酸痛、身热肢满之为异耳。如湿在于脾胃不泻，宜用木瓜、白鲜皮、蚯蚓、白矾、寒水石之类。但木瓜则治霍乱泄泻转筋、湿热不调，白鲜皮则治关窍闭塞、溺闭阴肿，蚯蚓则治伏热鬼疰、备极热毒，白矾则能酸收涌吐、逐热去沫，寒水石则能解热利水之有别耳。如湿在于肠胃不清，宜用萹蓄、茵陈、苦参、刺猬皮之类。但萹蓄、苦参则除湿热杀虫，茵陈则能除湿热在胃，刺猬皮则治膈噎反胃之不同耳。如湿在心不化，宜用灯心、木通、黄连、连翘、珍珠、苦楝子之类。但灯草则治五淋伏热；黄连则治实热湿蒸；木通则治心热水闭；连翘则治痈毒淋毒；珍珠则治神气浮游，水胀不消；苦楝子则治热郁狂燥，疝瘕蛊毒之有分耳。若在小肠湿热而见淋闭茎痛，则有海金沙以除之；溺闭腹肿，则有赤小豆以利之；娠妊水肿，则有赤茯苓以导之。膀胱湿闭而见水肿风肿，则有防己以泄之；暑湿内闭，则有猪苓以宣之；小便频数，则有地肤子以开之；水蓄烦渴，则有泽泻以治之；实热炽甚，则有黄柏以泻之；暑热湿利，则有滑石以分之。他如肾有邪湿，症见血瘀溺闭，则有宜于琥珀、海石矣；症见水气浮肿，则有宜于海蛤矣；症见痔漏淋渴，则有宜于文蛤矣；而寒水石、苦参之能入肾除湿，又自可见。肝有邪湿，症见惊痫疫疟，则有宜于龙胆矣；症见风湿内乘，小便痛闭，则有宜于萆薢矣；而连翘、珍珠、琥珀之能入肝除湿，又自可推。凡此皆属泻湿之剂也，至于水势澎湃，盈科①溢川，则又另有法在，似不必于此琐赘云。

泻　水

泻水者，因其水势急迫，有非甘淡所可渗，苦寒所可泻，正如洪水横逆，迅利莫御，必得极辛极苦极咸极寒极阴之品，以为决渎，则水始平，此泻水之说所由起也。然水在人脏腑，本自有分；即人用药以治水势之急，亦自有别。如大戟、芫花、甘遂同为治水之药矣，然大戟则泻脏腑水湿，芫花则通里外水湿，甘遂则泻经隧水湿也。葶苈、白前同为入肺治水剂矣，然葶苈则合肺中水气以为治，白前则搜肺中风水以为治也。商陆入脾行水，功用不减大戟，故仲景牡蛎泽泻汤用。海藻、海带、昆布气味相同，力专泄热散结软坚，故瘰疬瘿瘤、隧道闭塞，其必用之。蝼蛄性急而奇，故能消水拔毒。田螺性禀至阴，故能利水以消胀。续随子下气至速，凡积聚胀满诸滞，服之立皆有效。紫贝有利水道通瘀之能，故于水肿虫②毒目翳，

---

①　盈科：水充满坑坎。《孟子·离娄下》："原泉混混，不舍昼夜，盈科而后进，放乎四海。"赵岐注："盈，满；科，坎。"

②　虫：《本草求真》卷五"泻水"篇作"蛊"，义胜。

用之自属有功。至于瞿麦泻心，石韦清肺，虽非利水最峻，然体虚气弱，用亦增害，未可视为利水浅剂，而不审实以为用也。

下 气

气者人身之宝，周流一身，顷刻无间，稍有或乖，即为病矣。治之者，惟有保之养之，顺之和之，使之气常自若，岂有降伐其气而使不克自由哉？然河间谓人五志过极皆为火，丹溪谓人气有余便是火，则是气过之极，亦为人身大患也。是以气之虚者宜补，气之降者宜升，气之闭者宜通，气之郁迫者宜宽，气之郁者宜泄，气之散者宜敛，气之脱者宜固，气之实而坚者则又宜破、宜降、宜下而已。盖气之源，发于肾，统于脾，而气之出由于肺，则降之药每出于肺居多，而肾与脾与肝止偶见其一二而已。如马兜铃非因入肺散寒清热而降其气乎？苏子非因入肺宽胸消痰、止嗽定喘而下其气乎？杏仁非因入肺开散风寒而下其气乎？枇杷叶非因入肺泻热而降其气乎？葶苈非因入肺消水而下其气乎？桑白皮非因入肺泻火利水而通其气乎？旋覆花非因入肺消痰除结而下其气乎？栝蒌、花粉非因入肺消痰清火而下其气乎？续随子非因入肺而泻湿中之滞乎？枳壳非因入肺宽胸开膈而破其气乎？若在枳实降气，则在胸膈之下；三棱破气，则在肝经血分之中。赭石则入心肝二经，凉血解热，而气得石以压而平。郁李则入脾中下气，而兼行水破瘀。山甲则破痈毒结聚之气，而血亦消。荞麦则消肠中积滞之气，炒熟莱菔子则下肺喘而消脾滞。至于沉香、补骨脂是引肾真火收纳归宅，黑铅是引肾真水收纳归宅，皆能下气定喘。凡此皆属降剂，一有错误，生死反掌，治之者可不熟思而详辨乎？

降 痰

痰之见病甚多，痰之主①治不少，如痰之在于经者，宜散宜升；痰之在于上者，宜涌宜吐；痰之在中在膈，不能以散不能以吐者，宜降宜下，此降之法所由起也。第降有在于肺以为治者，如栝蒌、贝母、生白果、杏仁、土贝母、诃子之属是也；有在胸膈以为治者，如硼砂、礞石、儿茶之属是也；有在心肝以为治者，如牛黄之属是也；有在肝胆以为治者，如全蝎、鹤虱之属是也；有在皮里膜外以为治者，如竹沥之属是也；有在脾以为治者，如密陀、白矾之属是也；有在肾以为治者，如沉香、海石之属是也。但贝母则合心肝以为治，射干则合心脾以为理，皆属清火清热，降气下行；惟白矾则收逐热涎，或从上涌，或自下泄，各随其便。至于痰非热成，宜温宜燥，宜收宜引，则又在人随症活泼，毋自拘也。

---

① 主：《本草求真》卷五"降痰"篇作"立"，义胜。

泻　热

　　《内经》帝曰：人伤于寒而传为热，何也？岐伯曰：寒气外凝内郁之理，腠理坚致，玄府闭密，则气不宣通，湿气内结，中外相薄，寒盛热生。观此则知热之由作，悉皆外邪内入而热，是即本身元阳为邪所遏，一步一步而不得泄，故尔变而为热耳。然不乘势以除，则热更有进而相争之势，所以古人有用三黄石膏及或大小承气，无非使其热泻之谓。余按：热病用泻，考之方书，其药甚众，然大要在肺则止用以黄芩、知母，在胃则止用以石膏、大黄、朴硝，在心则止用以黄连、山栀、连翘、木通，在肝则止用以青黛、龙胆，在肾则止用以童便、青盐，在脾则止用以石斛、白芍。此为诸脏泻热首剂。

　　至于在肺，又有他剂以泻，盖以热邪初成未盛，则或用以百合、百部、马兜铃；毒气兼见，则或用以金银花、牛蒡子；久嗽肺痿，则或用以沙参；脚气兼见，则或用以薏苡仁；咽疮痔漏，则或用以柿干、柿霜；热挟气攻，则或用以牵牛；三焦热并，则或用以栀子；烦渴而呕，则或用以竹茹；热而有痰，则或用以贝母；热而气逆不舒，则或用以青木香；热而溺闭，则或用以车前、石韦；久嗽兼脱，则或用以五倍子、百药煎；乳汁不通，则或用以通草；若更兼有血热，则又当用生地、紫菀。此泻肺热之大概也。

在胃又有他剂以泻，盖以热兼血燥，犀角宜矣；毒盛热炽，绿豆宜矣；中虚烦起，粳米宜矣；暑热渴生，西瓜宜矣；时行不正，贯众宜矣；疫热毒盛，人中黄、金汁、雪水宜矣；咽疮痔漏，柿蒂、柿乾宜矣；便结不软，玄明粉宜矣；乳痈便闭，漏芦宜矣；蛊积不消，雷丸宜矣；热盛呃逆，竹茹、芦根宜矣；肠毒不清，白头翁、刺猬皮宜矣；口渴不止，竹叶宜矣；若更兼有血热，则又宜于地榆、槐角、槐花、苏木、三漆、干漆。此泻胃热之大概也。而大肠热结，仍不外乎硝黄、白头翁、黄芩、绿豆、蜗牛、生地之药矣。

在心又有他剂以泻，则或因其溺闭，而用瞿麦、木通；气逆而用赭石；痰闭而用贝母、天竺黄；暑渴而用西瓜；精遗而用连须；抽掣而用钩藤；咳嗽而用百合；疝瘕而用川楝；与夫血热而更用以犀角、射干、童便、血余、红花、辰砂、紫草、生地、郁金、桃仁、茜草、苏木、丹参、没药、莲藕、益母草、熊胆等药，又可按味以考求矣。此泻心热之大概也。

在肝又有他剂以泻，则如肝经气逆，宜用赭石以镇之；肾气不固，则用石楠叶以坚之；溺闭不通，则用车前子以导之；痰闭不醒，则用牛黄以开之；目翳不明，则用秦皮、空青、蒙花、石燕、青葙子、石决明以治之；咳嗽痰逆，则用前胡以降之；蛊积不消，则用芦荟以杀之；湿郁惊恐，宜用琥珀以镇之；神志昏冒，宜用枣仁以清之。

若使热在于血，其药众多，大约入肝凉血，则有赤芍、赭石、蒲公英、青鱼胆、红花、地榆、槐花、槐角、侧柏叶、卷柏、无名异、凌霄花、猪尾血、紫草、夜明砂、兔肉、旱莲草、茅根、蜈蚣、山甲、琥珀、芙蓉花、苦酒、熊胆之类；入肝破血，则有莪术、紫贝、灵芝、紫参、益母草、蒲黄、血竭、莲藕、古文钱、皂矾、归尾、鳖甲、贯众、茜草、桃仁之类；入肝败血，则有三漆、虻虫、䗪虫、螃蟹、瓦楞子、水蛭、花蕊石之类，皆当审实以投。此泻肝热之大概也。而泻胆热之味，又岂有外空青、铜绿、铜青、熊胆、胆矾、前胡等药者乎。

在肾又有他剂以泻，如龙胆、防己，为肾热盛溺闭者所宜用也；秋石为肾热盛虚咳嗽溺闭者所必用也；寒水石为肾热盛口渴水肿者所必用也；地骨皮为肾热盛有汗骨蒸者所必用也；食盐为肾热盛便闭者所必用也；琥珀、海石为肾热盛血瘀溺秘者所必用也；若使热在于血，则药亦不出乎童便、地骨皮、血余、银柴胡、蒲公英、生牛膝、旱莲草、赤石脂、自然铜、古文钱、青盐之类。而泻膀胱热结，其用猪苓、泽泻、地肤子、茵陈、黄柏、黄芩、龙胆、川楝子药者，又可按其症治以考求矣。此泻肾热之大概也。

脾热泻药无多，惟有脾经血热，考书有用郁李、射干、紫贝、姜黄、莲藕、皂矾、蚯蚓，然亦须辨药症以治。

要之治病用药，须当分其脏腑，然其是上是下，毫微之处，未可尽拘。如药既入于肺者，未有不入于心；入于肝者，未有不入于脾；入于肾者，未有不入于膀胱。且药气质轻清者上浮，重浊者下降，岂有浮左而不浮右，重此而不重彼者乎？但于形色气味重处，比较明确，则药自有圆通之趣，又奚必拘拘于毫茫间互为较衡，而致局其神智者乎？

泻 火

赵养葵①曰：真火者，立命之本，为十二经之主。肾无此，则不能以作强，而技巧不出矣；膀胱无此，则三焦之气不化，而水道不行矣；脾胃无此，则不能腐水谷，而五味不出矣；肝胆无此，则将军无决断，而谋虑不出矣；大小肠无此，则变化不行，而二便闭矣；心无此，则神明昏而万事不应矣。治病者，的宜以命门真火为君主，而加意以火之一字，观此则火之不宜泻也明矣。而丹溪又言：气有余便是火。使火而果有余，则火亦能为害，乌在而不泻乎？惟是火之所发，本有其基，药之所生，自有其治，气味不明，则治罔不差。

如大黄是泻脾火之药，故便闭硬痛，其必用焉；石膏、茅根是泻脾胃之药，口渴燥热，其必用焉；黄芩、生地，是泻肺火之药，膈热血燥，效各呈焉。

火盛则痰与气交窒，是有宜于栝蒌、花粉；火盛则水与

---

① 赵养葵：即赵献可。明代医家，主要著作有《医贯》《素问钞》等。

气必阻，是有宜于桑白皮；火盛则骨必蒸，是有宜于地骨皮；火盛则三焦之热皆并，是有宜于栀子；火盛则肺化源不清，是有宜于天冬、麦冬；火盛则必狂越躁乱，是有宜于羚羊角；火盛则气必逆而嗽，是有宜于枇杷叶；火盛则必挟胃火盛气上呃，是有宜于竹茹，此非同为泻肺之药乎？

黄连、犀角是泻心火之药也，燥热湿蒸，时疫斑黄，治各著焉。火盛则小肠必燥，是有宜于木通、灯草；火盛则喉必痹而痛，是有宜于山豆根；火盛则目必翳而障，是有宜于熊胆；火盛则心必烦躁懊侬，是有宜于栀子；火盛则口必渴而烦，是有宜于竹叶；火盛则肺失其养，是有宜于麦门冬；火盛则血必妄沸，是有宜于童便、生地；火盛则忧郁时怀，是有宜于萱草。此非同为泻心之药乎？

至于青黛、胆草①号为泻肝之火，然必果有实热实火者方宜。若止因火而见抽掣，则钩藤有难废矣；因火而见目障，则熊胆其莫除矣；因火而见骨蒸，则青蒿草其必须矣；因火而见惊痫骨痛，则羚羊角其必用矣；因火而见口舌诸疮，则人中白其必进矣；因火而见时症斑毒喉痹，则大青其极②尚矣；因火而见痰③热往来，则黄芩其必用矣。此非同为泻肝之用乎？

而胆火之必用胆草、大青、青黛者可思。

---

① 胆草：即龙胆草。
② 极：《本草求真》卷六"泻火"篇作"亟"。
③ 痰：《本草求真》作"寒"，义胜。

若在肾火，症见骨蒸劳热，不得不用黄柏；症见咽痛不止，不得不用元参；症见杨梅恶疮，不得不用胡连；症见头目不清，痰涎不消，不得不用茶茗；症见火留骨节，不得不用青蒿草；症见无汗骨蒸，不得不用丹皮。此非同为泻肾药乎？

而膀胱火起之必用以人中白、童便，及三焦火起之必用以青蒿草、栀子者，又自可验。

诸火之泻，当分脏腑如此，但用而不顾其病症之符、脏气之合，则其为祸最速，可不深思而长虑乎。

平 泻

平泻者，从轻酌泻之意也。凡人脏气不固，或犯实邪不泻，则养虎贻患，过泻则真元有损，故仅酌其微苦微寒、至平至轻之剂以进。

如泻脾胃虚热，不必过用硝、黄，但取石斛轻淡以泻脾，茅根以泻胃，柿蒂以敛胃蕴热邪，粳米、甘米甘凉以固中而已。

泻肺不必进用黄芩、知母，但用沙参清肺火热，百部除肺寒郁，百合清肺余热，薏苡仁清肺理湿，枇杷叶清肺下气，金银花清肺解毒而已。

泻肝不必进用胆草、青黛，但用鳖甲入肝清血积热、消劳除蒸，旱莲草入肝凉血①，青蒿草清三焦阴火伏留骨节，白芍入肝敛气，钩藤入肝清热除风而已。

泻心不必黄连、山栀，但用麦冬清心以宁肺，连翘清心以解毒，竹叶清心以涤烦，萱草清心以醒忧利水，郁金入心以散痰，丹参入心以破血而已。

泻肾不必进用黄柏、童便、知母，但用丹皮以除无汗骨蒸，地骨皮以除有汗骨蒸而已。

至于调剂阴阳，则或用以阴阳水止嗽消渴，解毒则或用以荠苨，散瘀行血则或用以蒲黄、没药、苦酒，开郁则或用以木贼、蒙花、谷精草而已。凡此虽属平剂，但用之得宜，自有起死回生之力，未可忽为浅尝②已也。

温 血③

凉 血

血寒自当用温，血热自当用凉。若使血寒不温，则血益寒而不流矣；血热不凉，则血益结而不散矣。故温血即为通滞活瘀之谓，而凉血亦为通滞活瘀之谓也。第书所载凉血药味甚多，然不辨晰明确，则用多不合。如血闭经阻，治不外乎红花；毒闭不解，治不外乎紫草，此定法

---

① 凉血：原无，据《本草求真》卷七"平泻"篇补。

② 尝：《本草求真》卷七"平泻"篇作"常"。

③ 温血：本节正文阙漏，据目录补标题。

也。然有心胃热极，症见吐血，则又不得不用犀角；心脾热极，症见喉痹，不得不用射干；肝胃热极，症见呕吐血逆，不得不用茅根；肠胃热极，症见便血，不得不用槐角、地榆；心经热极，症见惊惕，不得不用辰砂。且痈肿伤骨，血瘀热聚，无名异宜矣；毒盛痘闭，干红晦滞，猪尾血宜矣；目盲翳障，血积上攻，夜明沙、谷精草、青鱼胆宜矣；瘀血内滞，关窍不开，发余宜矣；肝木失制，呕血过多，侧柏叶宜矣；火伏血中，肺痈失理，凌霄花宜矣；肝胃血燥，乳痈淋闭，蒲公英宜矣。至于肠红脱肛，血出不止，则有炒卷柏可治；血瘕疝痹，经闭目赤，则有赤芍药可治；诸血通见，上溢不下，则有生地黄可治；心肾火炽，血随火逆，则有童便可治；肝肾火起，骨蒸血结，则有童便可治。其他崩带惊痫，噎膈气逆之有赖于代赭石；湿热下注，肠胃痔漏之有赖于刺猬皮；血瘀淋滴，短涩溺痛之有赖于琥珀；心肝热极，恶疮目翳之有赖于龙胆；齿动须白，火疮红发之有赖于旱莲草，亦何莫不为通瘀活血之品。但其诸药性寒，则凡血因寒起，当知所避，慎不可妄见血闭，而即用以苦寒之味以理之也。

下　血

血为人身之宝，安可言下？然有血瘀之极，积而为块，温之徒以增热，凉之或以增滞，惟取疏动走泄，苦寒烈毒之品，以为驱逐，则血自尔不凝。按：书所载破血下血，药类甚众，要在审症明确，则于治方不谬。如症兼寒兼热，内结不解，则宜用以莪术、桃仁、郁金、母草以为之破，取其辛以散热，苦以降结之意也。瘀气结甚，则宜用以斑蝥、干漆以为之降，取其气味猛烈，得以骤解之意也。寒气既除，内结滋甚，则宜用以丹参、郁李、没药、姜黄、三七、紫菀、紫参、贯众以为之下，取其苦以善降，不令内滞之意也。寒气既除，瘀滞不化，则宜用以蒲黄、苏木以为之疏，取其气味宣滞，不令郁滞之意也。至有借食人血以治血，则有虻虫、水蛭可用；借其咸味引血下走，则有茜草、血竭、瓦楞、紫贝、䗪虫、鳖甲可取；借其质轻灵活不滞，则有莲藕、花蕊石可投；借其阴气偏布可解，则有螃蟹、蚯蚓可唼；借其酸涩咸臭以解，则有皂矾、五灵脂可入；惟有苦温而破，则又更有刘寄奴等味。但刘寄奴、自然铜、古文钱、三七、血竭、没药、䗪虫则于跌仆损伤而用，蚯蚓则于解毒而用，丹参则于血瘀神志不安而用，水蛭、虻虫、桃仁则于蓄血而用，花蕊石则于金疮血出而用，五灵脂、益母草、蒲黄则于妇人血滞而用，茜草则于妇人经闭不解而用，瓦楞子则为妇人块积而用，斑蝥则为恶疮恶毒而用，郁金则为血瘀胞络痰气积聚而用，莪术则为血瘀积痛不解而用，郁李仁则为下气行水破血而用，干漆则为铲除老血蛊积而用，紫贝则为血蛊水积而用，贯众则为时行不正而用，鳖甲则为劳热骨蒸而用，紫参则为血痢痈肿而用，姜黄则为脾中血滞而用，苏木则为表里风起而用，皂矾则为收痰杀虫除湿而用，生藕则为通调津液而用也。至于斑蝥、干漆、三七、水蛭、虻虫、䗪虫、螃蟹、瓦楞子、花蕊子，尤为诸剂中下血败血之最，用之须当审顾，不可稍有忽略，以致损人元气于不测也。

杀 虫

病不外乎虚实寒热，治不外乎攻补表里，所以百病之生，靡不根于虚实寒热所致，即治亦不越乎一理以为贯通，又安有杂治杂剂之谓哉？惟是虚实异形，寒热异致，则或内滞不消而为传尸鬼疰，外结不散而为痈疽疮疡。在虫既有虚实之殊，寒热之辨，而毒亦有表里之异，升降之别，此虫之所必杀，而毒之所以必治也。至于治病用药，尤须审其气味冲和，合于人身气血，相宜为贵，若使辛苦燥烈，用不审顾，祸必旋踵。谨于杂剂之中，又将诸药之品另为编帙，俾人一览而知，庶于本草义蕴，或已得其过半云。又按：虫之生，本于人之正气亏损而成。体实者，其虫本不易生，即生亦易殄灭；体虚者，其虫乘空内蓄，蓄则即为致害，害则非易治疗。考之方书所载，治虫药品甚多，治亦错杂不一，如黄连、苦参、黑牵牛、萹蓄是除湿热以杀虫也，大黄、朴硝是除热邪以杀虫也，故其为药，皆寒而不温；苍耳子、松脂、密陀僧是除风湿以杀虫也，故其为药，稍温而不凉；川椒、椒目是除寒湿、水湿以杀虫也，故其为药，温燥而不平；苏合香、雄黄、阿魏、樟脑、蛇退是除不正恶气以杀虫也，故其为药，最辛最温；水银、银朱、轻粉、铅粉、黄丹、大枫子、山茵陈、五倍子、百药煎，是除疮疥以杀虫也，故其为药，寒热皆有；紫贝、桃仁、干漆、皂矾、百草霜，是除血瘀以杀虫也，故其药亦多寒热不一；厚朴、槟榔，是除湿满瘴气以杀虫也，故其为药苦温而平；谷虫、鹤虱、使君，是除痰食积滞以杀虫也，故其为药，又温而又寒；獭肝是补肝肾之虚以杀虫也，故其药味寒①而气温②；至于榧实则能润肺以杀虫，乌梅则能敛肺以杀虫，百部则能清肺散热以杀虫，皆有不甚寒燥之虞。且虫得酸则止，凡乌梅、五倍子等药，非是最酸之味以止其虫乎？得苦则下，凡大黄、黄连、苦楝根、芦荟、苦参，非是至苦之味以下其虫乎？得辛则伏，凡川椒、雄黄、干漆、大枫子、阿魏、轻粉、樟脑、槟榔，非是最辛之味以伏其虫乎？得甘则动，凡用毒虫之药，必加甘蜜为使，非是用以至甘之味以引其虫乎？至于寒极生虫，可用姜、附以为杀；虫欲上出，可用藜芦上涌以为杀；热闭而虫不下，可用芫花、黑牵牛以为杀；虫食龋齿，可用胡桐泪、莨菪、韭子、蟾酥以为之杀；虫食皮肤而为风癣，可用川槿皮、海桐皮以为杀；九虫③阴蚀之虫，可用青葙子、覆盆叶以为之杀；痨瘵之虫，

---

① 寒：《本草求真》卷八"杀虫"篇作"咸"，义胜。
② 温：原作"愠"，据《本草求真》改。
③ 虫：《本草求真》作"蛊"，义胜。

可用败鼓心、桃符板、虎粪骨、死人枕、獭爪、鹳骨以为之杀。但用多属辛苦酸涩，惟使君子榧①实治虫。

　　按：书偏以甘取，义实有在，自非精于医道者所可与之同语也。

发　毒

　　《内经》曰：营气不从，逆于肉里，乃生痈肿。又曰：诸痛疮痒，皆属心火。又观丹溪有言：痈疽皆因阴阳相滞而生。则是痈疽之发，固合内外皆致，而不仅于肉里所见已也。但其毒气未深，等于伤寒，邪初在表，其药止宜升发，而不遽用苦寒，俾其毒从外发；若稍入内为殃，则毒势缠绵不已，而有毒气攻心必死之候矣。予按：发毒之药，品类甚多，凡②三阳升麻、柴、葛、羌、防、白芷、荆芥、薄荷、桔梗等药，何一不为发毒散毒之最；山甲、皂角等，何一不为驱毒追毒之方。至于蜈蚣则能驱风通痰散结，蛇退则能驱风辟恶，野菊花则能散火逐气，王不留行则能行气宣滞，皆为祛散恶毒之剂。外有蟾酥、蟾蜍力能透拔风邪火毒，象牙力能拔毒外脱，枫香力能透毒外出，人牙力能入肾推毒，胡桐泪力能引吐热毒在膈，轻粉、黄丹、银朱力能制外痈疽疮疥，蝼蛄、蓖麻力能通水开窍、拔毒外行。若在芙蓉花，则药虽属清凉，而仍兼有

---

　　① 榧：原脱，据《本草求真》补。
　　② 凡：原作"有"，据《本草求真》卷八"发毒"篇改。

表性，是以用此以为敷毒箍毒之方。余则治毒之剂，审其性有苦寒之味者，应另列于解毒之中，不可入于发毒剂例。俾人皆知毒从外发，不得竟用内药内陷云。

解　毒

毒虽见症于外，而势已传于内，则药又当从内清解，故解毒亦为治毒之方所不可缺也。第人仅知金银花、牛蒡子、甘草为解毒之品，凡属毒剂，无不概投。讵知毒因心热而成者，则有黄连、连翘可解；因于肺火而成者，则有黄芩可解；因于肝火而成者，则有胆草、青黛、蓝子可解；因于胃火胃毒而成者，则有石膏、竹叶、大黄可解；因于肾火而成者，则有黄柏、知母可解。且毒在于肠胃，症见痈疽乳闭，宜用漏芦以通之；症见消渴不止，宜用绿豆煮汁以饮之；症见肠澼便血，宜用白头翁以解之；症见时行恶毒，宜用金汁、人中黄以利之。至于杨梅症见，多属肝肾毒发，宜用土茯苓以清之；喉痹咽痛，多属痰火瘀结，宜用射干以开之；心肾火炽，宜用山豆根以熄之；鬼疰瘰疬，溃烂流串，多属经络及脾毒积，宜用蚯蚓以化之；口眼㖞斜，痈肠痔漏，多属经络肠胃毒发，宜用牛黄以治之；乳痈乳岩，多属肝胃热起，宜用蒲公英以疗之；恶疮不敛，多属心肺痰结，宜用贝母以除之；无名疔肿，恶疮蛇虺，瘰疬结核，多属痰结不化，宜用山慈菇以治之；毒势急迫，咳嗽不止，多属中气虚损，宜用莽草以缓之。他如痈肿不消，宜用米醋同药以治；热涎不除，积垢不清，有用皂白二矾以入；痈疽燉肿，胸热不除，有用甘草节以投，皆有深意内存，不可稍忽。若在斑蝥、凤仙子恶毒之品，要当审症酌治，不可一毫稍忽于其中也。

毒　物

凡药冲淡和平，不寒不热，则非毒矣；即或秉阳之气为热，秉阴之气为寒，而性不甚过烈，亦非毒矣。至于阴寒之极，燥烈之甚，有失冲淡和平之气者，则皆为毒。然毒有可法制以疗人病，则药虽毒，而不得以毒称。若至气味燥迫，并或纯阴无阳，强为伏制，不敢重投者，则其为毒最大，而不可以妄用矣。如砒霜、硇砂、巴豆、凤仙子、草乌、射罔①、钩吻，是热毒之杀人者也；水银、铅粉、木鳖、蒟蒻②，是寒毒之杀人者也；蓖麻、商陆、狼牙，是不寒不热，性非冲和，寓有辛毒之气，而亦能以杀人者也。然予窃谓医之治病，凡属毒物，固勿妄投；即其性非毒烈，而审症不真，辨脉不实，则其为毒最大，而不可以救矣。况毒人之药，人所共知，人尚知禁。若属非毒，视为有益，每不及防。故余窃见人病，常有朝服无毒之药，而夕即见其毙者。职是故也，因附记以为妄用药剂一戒。

---

①　射罔：为毛茛科植物乌头（野生种）和北乌头等的汁制成的膏剂。剧毒。

②　蒟蒻（jǔ ruò 举弱）：即魔芋。寒、辛，有毒。活血化瘀，解毒消肿，宽肠通便，化痰软坚。

校注后记

　　《药性分类主治》是一部晚清时期的本草学著作。在进行系统文献研究中发现，本书在与《本草汇纂》《本草求真》有着密不可分的关联。

一、作者生平与成书年代考

　　屠道和，字燮臣，清代孝感县（今湖北孝感）人。据《孝感县志》记载，屠道和为"丁酉（贡士）副榜，靖州州判"。生卒年不详。其代表著作《本草汇纂》一书序言中指出，该书于1851年秋完成初稿，后因忙于公务未及修订，直至年逾花甲才重作增补考订，最终于1863年编成。这段话提示，屠道和在1851年时不足60岁，而1863年时已经超过60岁，据此推测其活动年代当在公元1800至1870年期间。

　　《药性分类主治》作为《本草汇纂》的总论和病证索引系统（"与《本草汇纂》内容的关联性"一节有详细论述），其内容上依托《本草汇纂》而存在，故其成书当在《本草汇纂》成书之后，而在本书正式刊刻之前，故《药性分类主治》的成书当在公元1851～1863年之间。

　　屠道和自幼习儒，曾先后在京都、楚南（今靖州苗族侗族自治县）任职。道光十七年（1837）考中贡士副榜，道光二十七年（1847）科举不第，即潜心医学。他强调医家、病家必须熟知药性，处方用药方能奏效，不致为庸医所误。为了适应临证治病的需求，他将历代文献中有关本草、脉学及有效良方分别整理成书，并共同汇刻成丛书《屠道和医学六种》。包括：《本草汇纂》三卷，《脉诀汇纂》二卷，《药性主治》一卷，《分类主治》一卷，《杂证良方》二卷，《妇婴良方》二卷。另据有关记载，他还辑刻了《喉科秘旨》一书（1863）。

有学者认为：对传统的药效理论的研究，在近代医家中，能继承前代经验又十分重视以药物功效分类研究中药的，首推屠道和《本草汇纂》一书。可见《本草汇纂》一书在本草学发展史中的重要地位。

二、版本流传考证

据《中国中医古籍总目》记载，本书有如下四种版本：

（1）清同治二年癸亥（1863）育德堂刻本。

（2）《医学六种》本。屠道和的另一部丛书著作《医学六种》也收录了本书，其收录的也是清同治二年癸亥（1863）育德堂刻本。

（3）抄本。解放军医学图书馆所藏《药性主治》抄本，与本书为同名异书。

（4）铅印本。根据《中国中医古籍总目》中记载的北京大学图书馆所藏版本也为清同治二年育德堂刻本，而非铅印本；北京大学医学部图书馆和首都医科大学图书馆现已无法找到该书。因此，本书铅印本版本信息无法确认。

综上所述，本书现存唯一版本，即为清同治二年癸亥

（1863）育德堂刻本。

三、《药性分类主治》的学术内容与学术价值

1. 学术内容

本书不分卷，分"药性主治""分类主治"两篇。"药性主治"以病为纲，全篇共列出头眩、头痛、鼻痛、耳聋、疟疾、水肿等 112 种病证，疾病范围涉及内、外、妇、儿、五官、传染病等诸多方面。每一病证下，列出可以用治药物的名称，如水肿项，下列吴茱萸、滑石、桑白皮、木瓜等 37 种。

"分类主治"以药物功效分为温补、平补、补火、滋水、温肾、温涩等共 31 类，其中渗湿、温血两节正文阙漏，实际共 29 类。每类先述含义，下列药名、功用、适应症、配伍等项，如温中类指出：万物惟温则生，又以土为母，又甘味属土，故补以温为正，以甘味为贵。列举药物有补脾气之白术，补肝气之鸡肉，补肺气之参芪，补心血之当归，补脾之味有牛肉、大枣、饴糖等。

2. 学术价值

"药性主治"在编排体例上一反历代本草学著作的著述体式，不以药物的生物属性分类，而是结合临床，按照药物的主治症聚类，仿通用药之例，以病为纲，以病类药。这种编排方式，有利临证选药。以病为纲的著录方式在历代本草书中出现不多，但却很早。其源头可以追溯到《本草经集注》，书中"诸病通用药"是此种分类方法的鼻

祖。此"通用药"屡经增补,至《证类本草》已趋于完备。到明代李时珍《本草纲目》发展为"百病主治药"。兹将这三种书的通用药内容比较如下:《证类本草》"诸病通用药"列92种病证,1716种药物,重视药物四气,忽略五味;《本草纲目》"百病主治药"列113种病证,以病名为纲,以辨证用药为目;本书"药性主治"列112种病证,选药不辨证。比较发现,本书通用药编排体例虽无明显特色,但在病证分类方面,与当代对疾病的分类最为相近。其针对相同病证用药,也较前两书有很大差异。因此,本书可作为通用药选药的有益补充。

"药性主治"的设置,主要是为了便于读者有个选择寻觅的途径。因此这一栏目不能脱离本草全书而独立存在,它的功能类似一种索引,从形式到内容极其简明,与全书其他部分结合形成一个有机整体。

而"分类主治"则根据药物作用性质相同,归类在一起叙述,便于读者认识药物的共性和特性。将药物功效分列温中、平补、补火、滋水、下气、降痰、泻热、解毒等31种。当时流行的本草分类,是按照药物自然来源分为玉石、草、木、果、菜、米谷、兽禽、虫鱼等类。以药物功效类列药物的编写形式,以功效阐释药物的具体应用,以药物的"直接功效"为中心比较药物的药效机理等,对现代临床中药学"功效"专项的确立、发展和完善产生了极大的影响。

四、与《本草汇纂》内容的关联性

《本草汇纂》为屠道和《医学六种》之一，初刊于清同治二年（1863）。全书分三卷，收载药物560种，根据药性分为温中、平补、补火、滋水、下气、降痰、泻热、解毒等31种以及谷、菜、果、禽兽、鳞5部。编写体例是每种药物分类下不列总论，直接阐述单味药物。

《药性分类主治》与《本草汇纂》出自同一作者的同一套丛书——《医学六种》。《本草汇纂》将全部药物分为温中、平补、补火、滋水、下气、降痰、泻热、解毒等31种，这与"分类主治"对药物的分类完全一致。《本草汇纂》光绪癸卯年（1903）重订本，收录分类主治全部内容，并将其改名为"药品分类主治"，作为该书第十卷（末卷）。《本草汇纂》的编写体例是每种药物分类下不列总论，直接阐述单味药物。因此，可以把"分类主治"认为是《本草汇纂》的总论部分，《本草汇纂》是分论。

而"药性主治"部分，本文前面已经提到，这部分不能脱离正文而独立存在，它的功能类似一种索引，而将文中提及治疗某一疾病的药物在《本草汇纂》中查阅，均能得到相关印证。因此，可以将"药性主治"作为《本草汇纂》的一个病证索引系统对待。

综上所述，《药性分类主治》在内容上与《本草汇纂》有紧密的关联性，它依托于《本草汇纂》而发挥其学术价值。可以将《药性分类主治》与《本草汇纂》合并作为一种书来看待。

五、本书与《本草求真》的学术传承

《药性分类主治》与《本草汇纂》可以合并作为一种书看待。合并后的《本草汇纂》与《本草求真》有着紧密的学术传承关系。

《本草求真》为本草学专著，清代黄宫绣所著，初刊于清乾隆三十四年（1769）。编写体例是每种分类下先述总论，再阐述单味药物，卷后有索引。全书共十卷，分为上下篇。前七卷为上篇，为药物分论，将520种药物分为七大类，31小类，并加上毒物、食物的内容。下篇卷八、卷九根据病因、病位、病理变化进行选择用药，分论脏腑病证主药和六淫病证主药。卷十是总义和目录。

从体例上比较，《本草求真》每卷中既有总论，又有分论，而后在篇末附以脏腑病证索引、六淫病证索引和药名索引。而《本草汇纂》是只有分论，而以"分类主治"作为总论，"药性主治"作为病证索引附于篇末。两者体例上的相似，更加佐证了将《药性分类主治》作为《本草汇纂》总论和病证索引系统的合理性。

从内容上比较，成书年代晚的《本草汇纂》对药物的31种分类，与《本草求真》的药物分类31种完全相同。而作为《本草汇纂》总论的"分类主治"内容，与《本草求真》总论内容相比较，可以说是丝毫不差。《本草汇纂》初刊晚于《本草求真》近百年，加之清代晚期，本草

著作中互相引用之风盛行。因此，其在编写体例和对药物的分类上，传承于《本草求真》本也是常见的事情。

合并后的《本草汇纂》，与《本草求真》编写体例相似，对药物的分类也相同。但它并不是简单抄袭《本草求真》，其与《本草求真》有着显著不同。第一，合并后的《本草汇纂》，其索引系统为病证索引，而《本草求真》是脏腑病证、六淫病证索引。第二，两书在对相同药物的具体功效、主治症论述中，有较大差异，并无半分抄袭的迹象。

综上所述，合并后的《本草汇纂》，其学术传承于《本草求真》，但同时又具备自己的创新性。而在内容上依托《本草汇纂》而生的《药性分类主治》一书，其学术亦无法脱离《本草求真》。

总 书 目

I

本　草

方 书

医便

卫生编

袖珍方

仁术便览

古方汇精

圣济总录

众妙仙方

李氏医鉴

医方丛话

医方约说

医方便览

乾坤生意

悬袖便方

救急易方

程氏释方

集古良方

摄生总论

摄生秘剖

辨症良方

活人心法（朱权）

卫生家宝方

见心斋药录

寿世简便集

医方大成论

医方考绳愆

鸡峰普济方

饲鹤亭集方

临症经验方

思济堂方书

济世碎金方

揣摩有得集

亟斋急应奇方

乾坤生意秘韫

简易普济良方

内外验方秘传

名方类证医书大全

新编南北经验医方大成

临证综合

医级

医悟

丹台玉案

玉机辨症

古今医诗

本草权度

弄丸心法

医林绳墨

医学碎金

医学粹精

医宗备要

医宗宝镜

医宗撮精

医经小学

医垒元戎

证治要义

松厓医径

扁鹊心书

素仙简要

IV